U0070732

Nexte™
靈氣療法一級手位書

百年來最好用的一百個手位療程

美國加州中醫藥大學傳統醫學博士
蘇菲亞國際身心靈研究所 創辦人
Nexte 能量醫學 創辦人

蘇菲亞 博士／著

Dr. Sophia

序言

西式臼井靈氣療法是已經擁有百年歷史的能量療法。

百年前的西式臼井靈氣療法是當代的主流醫學，它曾經被創辦人臼井甕男先生當成靈通力來使用，而在林忠次郎先生時代則被作為醫學靈媒來使用，當時它用來與漢醫（傳統醫學）和荷醫（西醫）做結合使用。如今許多西醫與中醫系統也用能量醫學來做輔助或整合。

這本書介紹十套不同主題的 Nexte 靈氣療程設計。

Nexte 靈氣療法一級在我們的認知下，認為在自我療癒能力未熟練前，絕不應為它人做療癒工作，這是基本的靈療倫理。本書中共十套不同主題的療程設計，是針對靈氣一級的自我療癒學習而設計，適合亞健康的自我改善為主。

學習者需要能夠先學習好分辨自我亞健康與疾病就醫的分別，以避免耽誤重要病情。本書內容所設計的都是公式化的、大塊面的療程，所以學習者能夠建立對Nexte靈氣療法的基本認知。到了靈氣二級時，再來學習如何針對各健康主題的醫學知識與靈療技術，來為個案量身訂做更精緻的療程設計。

此書是專為Nexte靈氣療法一級學習者的自療課程，所設計的內容，也是就我們六個月一期的學習課程中，最後兩個月的52場自療功課。這本手位書也可以做為Nexte靈氣療法二級他療亞健康的手位參考。

學習者需要已經具備以下的能力，才能獲得此自療手位書的最佳效果：

1. 已經學會引進或傳送靈氣能量的技術，並能夠通過驗證來確認穩定性。
2. 已經學會分辨人體能量與靈氣能量。
3. 已經學會Nexte靈氣療法的各種基本技術。
4. 經過Nexte靈氣療法的導師授課與點化。
5. 了解Nexte靈氣療法手位的意義與技術。
6. 已經有亞健康的知識。

請先了解 Nexte 靈氣療法一級的內容，參考《Nexte 靈氣療法一級百問聖經》。Nexte 靈氣的一級稱為 Nexte 靈氣療法。

Nexte 能量醫學二級，是遠距能量醫學療程，再加上中／西醫學的知識課程。

這裡，感謝所有 Nexte 靈氣療法一級努力的 Nexte 靈氣導師與療癒師或工作者們。因為你們的堅持，百年西式臼井靈氣得以承先並啟後。

Nexte 能量醫學創辦人　蘇菲亞　寫於二〇二一年

導讀

A—在開始做療程之前先做好以下準備：

A1. **簡圖：**了解基本內臟器官的解剖位置。

A2. **醫理：**每個疾病主題都有一篇簡單醫理，以了解疾病的機制，有助於療程的設計。

A3. **自我評估與掃描：**

能量醫學的能量掃描技術，目前沒有見過有任何文獻討論，因此無法成為療程設計的診斷根據。

雖然能量掃描是真確可行的，但精準度仍有待提高，尤其是靈氣一級的學習者。所以自我評估的部分必需依賴自我問診，再佐以能量掃描以為學習與參考。

特別要注意：

(1) 個案可能有別的病理問題，盡可能不要混淆。

(2) 因各主題疾病的病程發展而有不同。

A4. 簡易 Nexte 靈氣能量技術複習：

補法	Tonifying method	浸潤法	Infiltrating method
洩法	Reducing method	淨化	Cleansing
清法	Cleansing method	接地	Grounding
平衡法	Balancing method		

A5. 簡易靜心動冥想：

(1) 右腦療癒者：從 1 到 100 數數，每次減 1，直到數盡 100。

(2) 左腦療癒者：從 100 到 1 倒數，每次減 3，直到數盡 100。

(3) 進入 α 腦波。

A6. 本書療程規範使用說明：

(1) 無論兼症是什麼，都要用主訴中基礎療癒手位的基本方。

(2) 除了主訴用的基本方外，任何兼症手位都可疊加應用。

A7. 療程規範的時間建議：

(1) 主要療程時間的公式：淨化，療程手位，平衡接地。

(2) 每個兼症時間依手位部位與兼症內容而有不同。

B —由此之後，進入不同主題的內容。

療程規範的手位設計分兩類：

(1) 主訴的療癒手位的基本方。

(2) 兼症的療癒手位的附加方。

雖然照護與營養在療程裡佔重要地位，因為這兩個部分都因人而異，此書又以手位療程為主，所以本書不包括照護與營養部分，但提醒照護與營養在療程裡仍然不可或缺。

這本自我療程手冊中的療程手位，是為了自療亞健康所設計，請不要拿來當成治病的靈療手位。這些手位，除了可以當成自療亞健康的實際應用之外，也可成為一級課程中各種技術與知識的終極應用，也可以供靈療二級亞健康他療做參考。

大家閱讀完這本手位書後，將會明白幾件事。

» 靈療手位的療程設計，不會是一個固定公式，在不同階段，如亞健康、未病、初病與疾病的發展過程各有不同靈療手位的療程設計。

» 靈療手位的療程設計，也要隨靈療者的能力有所選擇。

» 靈療手位的療程設計，一定要在確定療癒能力後才能用在療癒工作上。這個基本的自我療癒能力包括知識，也必需是有足夠次數的檢視下才能夠成立。如此，本書的療癒手位才能夠見到效果。

失眠（Insomnia）的靈療計畫 68

體重管理（Weight Control）的靈療計畫 164

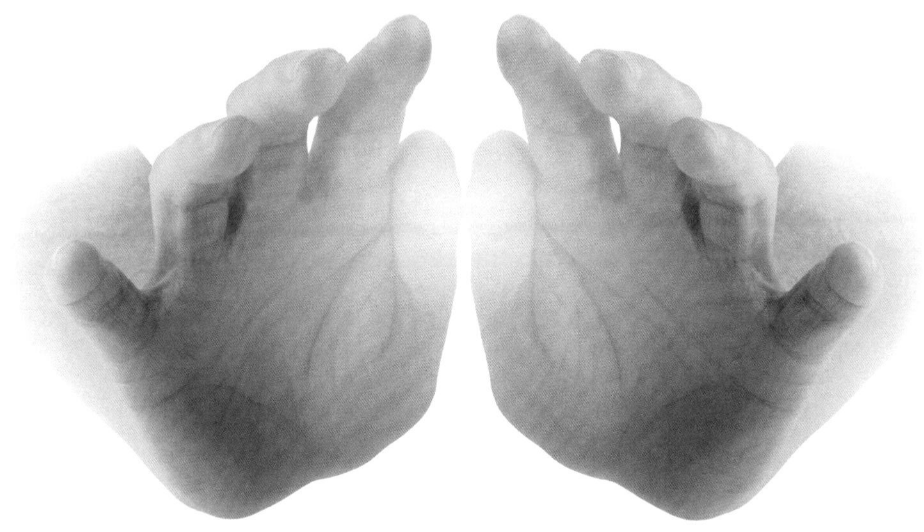

Nexte Reiki®
一級靈氣療法手位卡

給靈療者 (Reiki Practitioner) 的
靈氣療法手位規範 (protocol) 系列

Common COld
感冒的靈療計畫

A — 準備

A2. 簡易醫理

流感：流感病毒約三型。病程快，高燒，全身酸痛，咳嗽，頭痛，鼻病少。

感冒：感冒病毒有二〇〇多種。較少

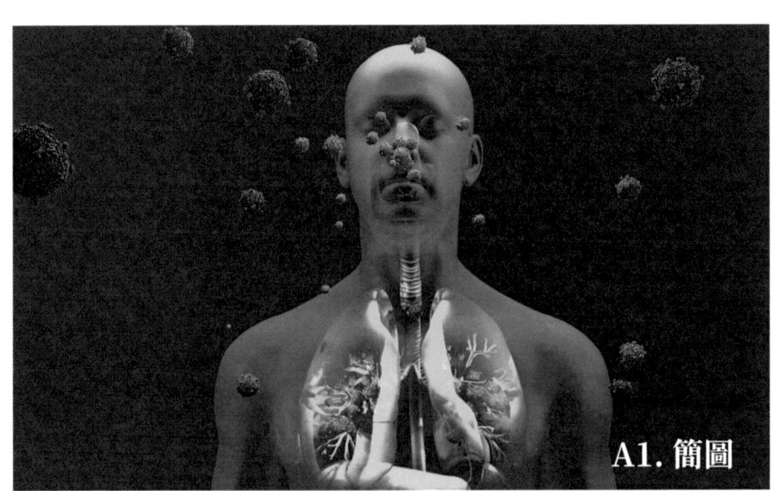
A1. 簡圖

發燒，鼻喉症狀為主，病程比流感慢。這個療程設計是針對感冒所設計。

感冒也可能有流感症狀，如發燒或頭痛或全身酸痛，但比例較少。感冒症狀因人而異，有鼻塞，鼻炎，咳嗽，喉炎，腸炎，食慾減少，惡心腹瀉，呼吸道黏膜受損，發熱，倦怠，食慾減退，全身疼痛，頭痛頭暈，怕風怕冷或怕熱等症狀。

A3. 掃描與判斷

(1) 手感可掃描的位置：頭頸上背與臉區，心肺區，脾胃區。

(2) 有些人可能在各相關體區，可掃描到異常能量團。

B 進入主題的手位療程

B1. 療癒規範的療程建議

以下療程規範的使用設計：

(1) 感冒初起時，每日一次療程，約做一至三日。

(2) 感冒中期，每兩日一次療程，約做六至七日。

(3) 感冒延長或急症，配合就醫改善。

B2. 主症的基本療癒手位規範

(1) 從頭頂，或有症狀的部分，沿著前頭到頭後再到頸，甚至到上背用瀉法。

(2) 肺區延呼吸道往上到頭頂，用瀉法。

(3) 脾區用強補法。

(4) 然後各區補能量後，用浸潤法。

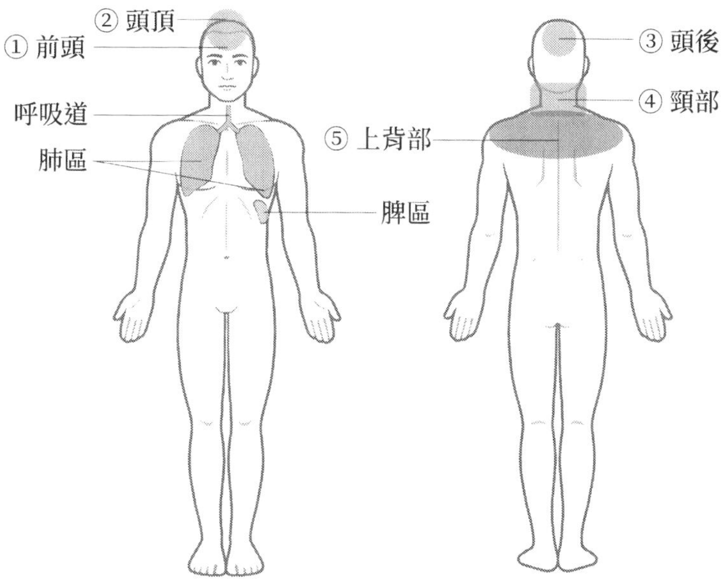

② 頭頂
① 前頭
呼吸道
肺區
脾區
③ 頭後
④ 頸部
⑤ 上背部

B3. 兼症的基本療癒手位規範

1. 手位法因兼症而異，若有多於一種症狀，手位法可疊加。
2. 基本方後加做各兼症手法：

(1) 兼寒症。(2) 兼熱症。(3) 兼疲勞。(4) 兼噴嚏，鼻水。(5) 兼喉痛。(6) 兼咳嗽。
(7) 兼腸胃問題。(8) 兼體痛＋微頭痛。(9) 兼低燒。
(10) 兼頭痛。(11) 兼免疫弱。

B3.1 兼症＋寒症

白日可搭配生薑湯來去外寒。
保暖，盡量出汗。

（無手位圖）

B3.2 兼症+熱症

(1) 由後頭到後頸，再由後頸到上背，由上往下用瀉法。

(2) 再用清法重複一次。最後用平衡法。

(3) 重複以上動作，直到熱點消失。

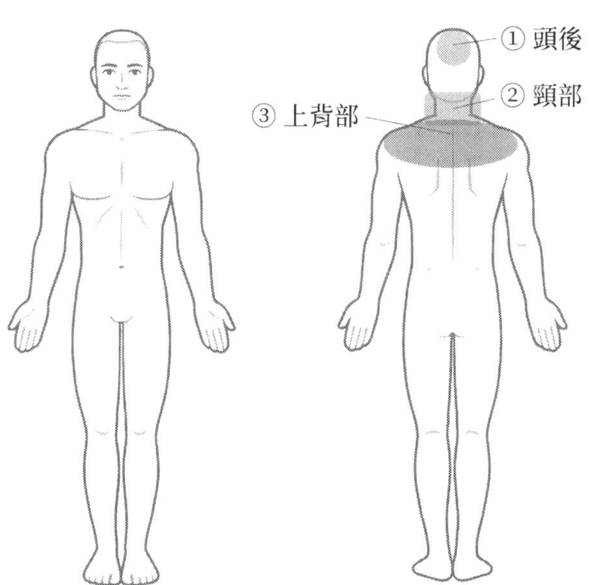
① 頭後
② 頸部
③ 上背部

B3.3 兼症＋疲倦

從頭到心，再從脾胃到小腸區，依序用補法加強。

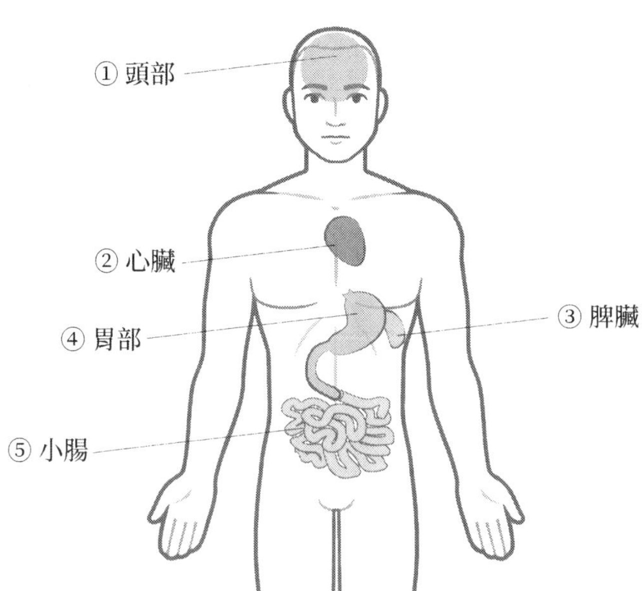
① 頭部
② 心臟
③ 脾臟
④ 胃部
⑤ 小腸

B3.4 兼症+噴嚏，鼻水

先用清法和瀉法處理額／眼／鼻／鼻竇區，然後依序用浸潤法。

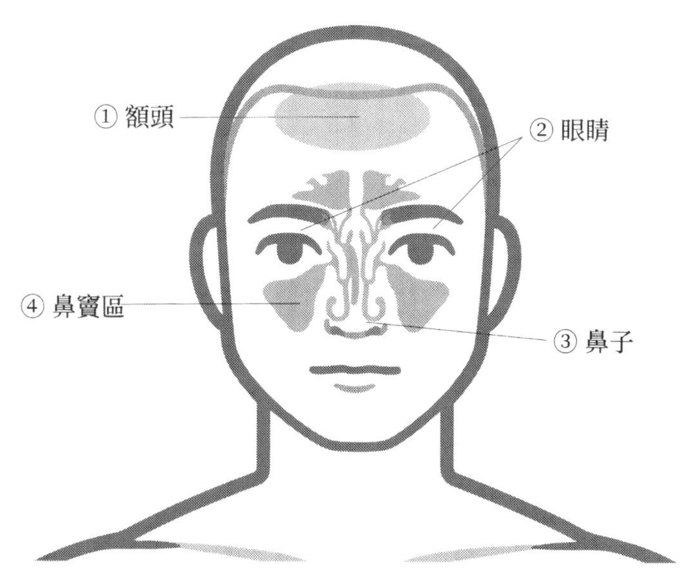
① 額頭
② 眼睛
④ 鼻竇區
③ 鼻子

B3.5 兼症＋喉痛

(1) 首先在喉區用瀉法＋清法，並重複以上動作，直到熱點消失。

(2) 然後用浸潤法。

(3) 在胃腸區用浸潤法，保持胃腸區溫暖。

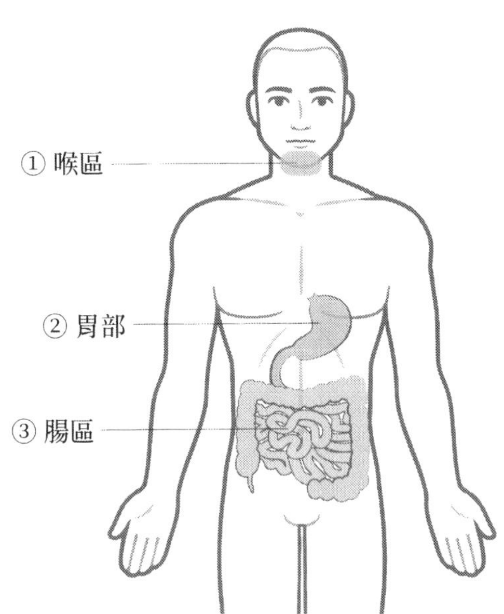
① 喉區
② 胃部
③ 腸區

B3.6 兼症+咳嗽

(1) 先用清法清鼻部，依序口，咽喉，然後雙肺。

(2) 在咽喉用瀉法，重複以上動作，直到熱點消失。

(3) 然後用補法加浸潤法。

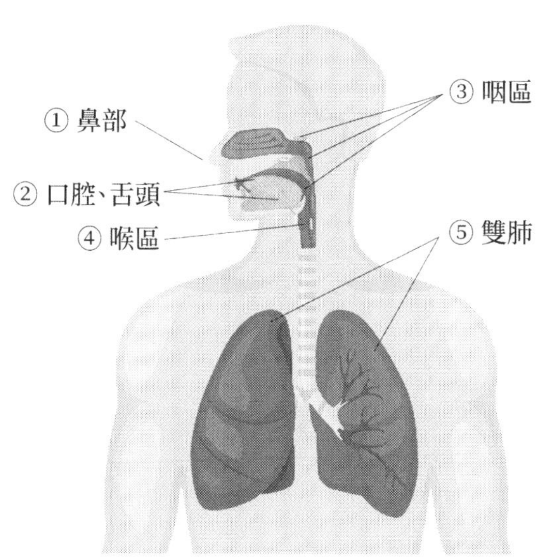
① 鼻部
② 口腔、舌頭
③ 咽區
④ 喉區
⑤ 雙肺

B3.7 兼症＋腸胃炎

(1) 從胃到小腸／大腸到肛門，依序重瀉能量。

(2) 用補法補頭／胃／腸區後，再接著用浸潤法。

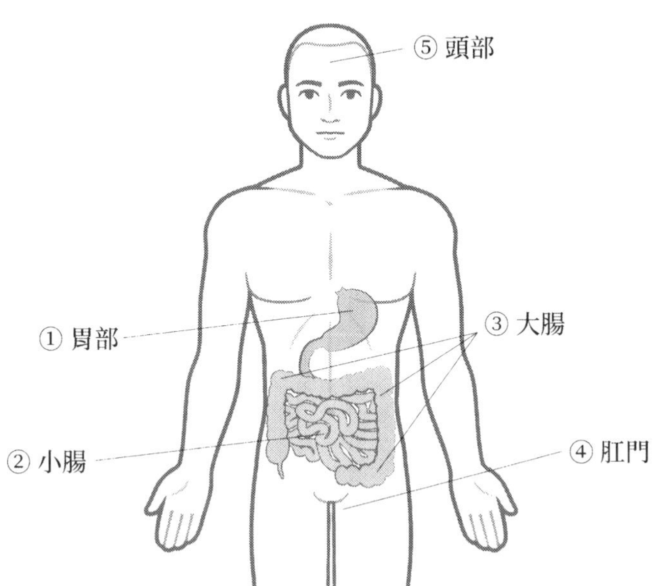
⑤ 頭部
① 胃部
③ 大腸
② 小腸
④ 肛門

B3.8 兼症＋體痛＋微頭痛

(1) 從頭頂到頭側／胸脅／胃區兩側為主，依序用清法。

(2) 接著在以上四區用補法後浸潤法。

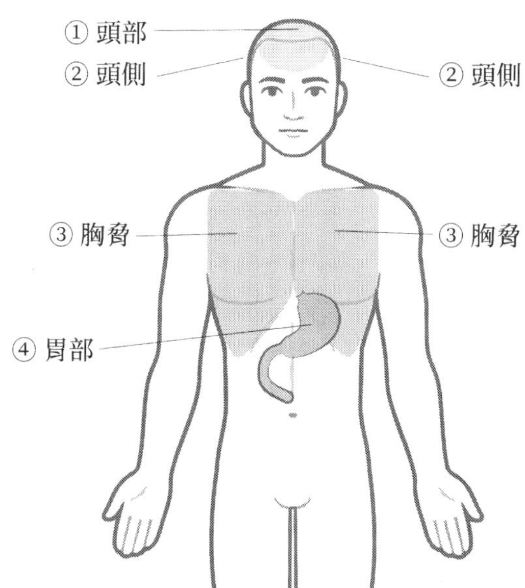
① 頭部
② 頭側
② 頭側
③ 胸脅
③ 胸脅
④ 胃部

B3.9 兼症＋低熱

(1) 在胸肺區用補法。

(2) 在胸脅兩側與頭頂用瀉法，直到熱點消失。

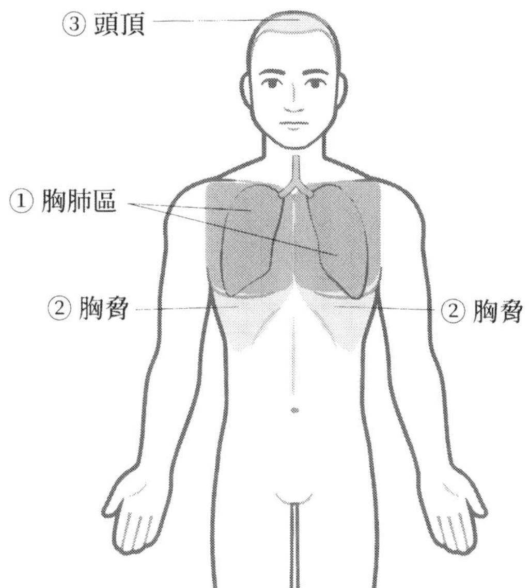
③ 頭頂
① 胸肺區
② 胸脅
② 胸脅

B3.10
兼症＋頭痛

(1) 依頭痛的位置用瀉法。

(2) 當頭痛稍減用補法，後用浸潤法。

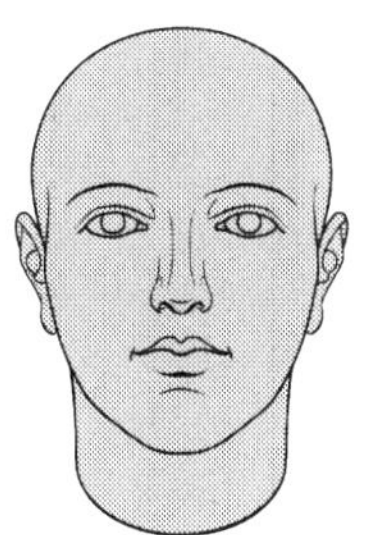

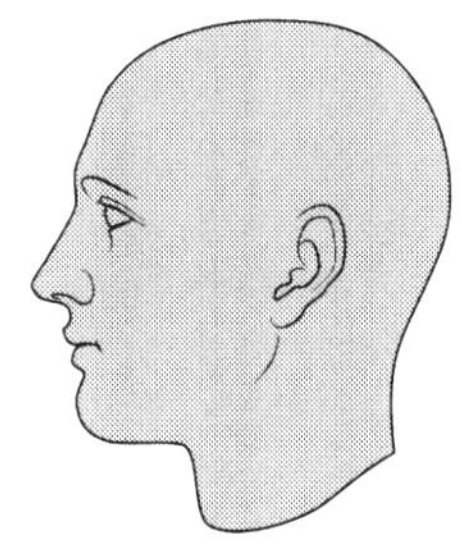

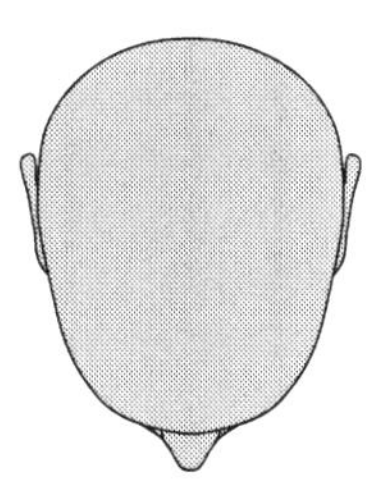

B3.11 兼症＋免疫

(1)身前，從肺到心，到兩側胸脅，用補法＋浸潤法。

(2)身後，從後背，到兩側腎區，用補法＋浸潤法。

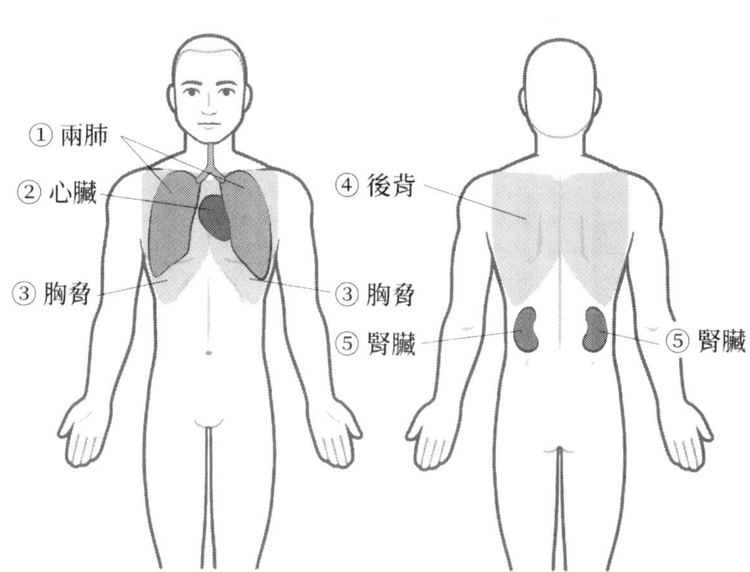
① 兩肺
② 心臟
③ 胸脅
③ 胸脅
④ 後背
⑤ 腎臟
⑤ 腎臟

Stomachache 胃痛的靈療計畫

A 準備

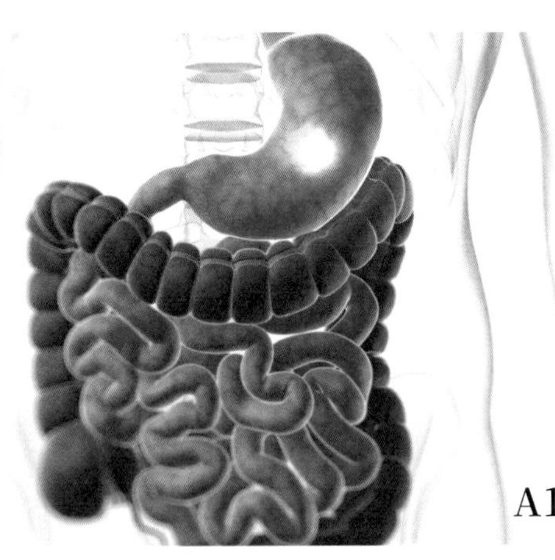
A1. 簡圖

A2. 簡易醫理

胃痛的原因多，可能因感冒、飲食情緒、中毒、食物不潔等引起。

胃痛在消化系統的病症中最常見，發

病率也較高。胃痛主要在胃區為主，經常伴隨兼症一起發生。胃痛大約有急症和慢性兩類。急性分單純胃痛，細菌（如傷寒菌）和中毒性為主。

急性胃痛可由感冒，暴飲暴食，食物不潔或情緒變化所引起。除了胃痛外，伴有嘔吐，嘔心，疲倦，噯氣等症狀。慢性胃痛大多由飲食，體質，或由急性轉來日久而成。

A3. 掃描與判斷

(1) 手感可掃描的位置：肝區，胃區，脾胰區。

(2) 有些人可能在大小腸區或胃胸區，可掃描到異常能量團。

B 進入主題的手位療程

B1. 療癒規範的療程建議

以下療程規範的使用設計：

(1) 胃痛初起時，每日三次療程，約二至三日。

(2) 胃痛中期，每日一次療程，約五至七日。

(3) 胃痛延長，配合就醫改善。

(4) 慢性胃痛，配合醫藥，每週兩次。

B2. 主症的基本療癒手位規範

(1) 胃部為基本療區。

(2) 胃部可由前後手位進行用瀉法，瀉法可直接由胃區往外瀉。

(3) 然後在胃補能量後，用浸潤法緩解痛感。

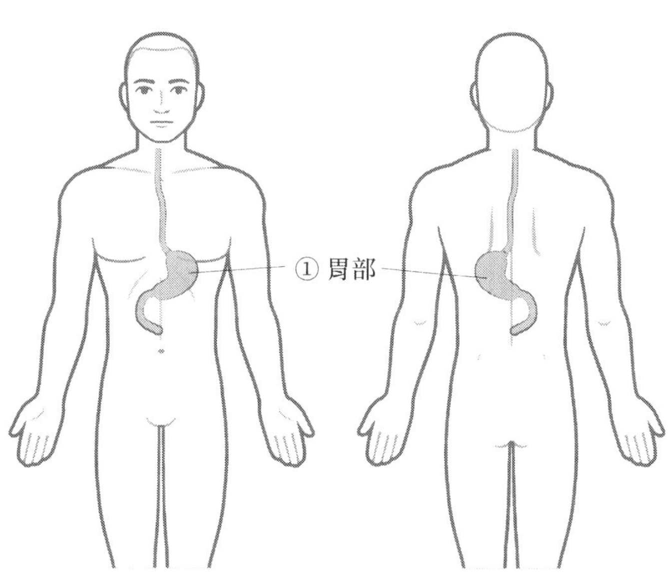
① 胃部

B3. 兼症的基本療癒手位規範

(1) 兼小兒老人或病後虛弱症。
(2) 兼食慾不振症。
(3) 兼暴飲暴食。
(4) 兼嘔心，噯氣，反酸。
(5) 兼情緒緊繃。
(6) 兼疲倦＋微發熱。
(7) 兼胃冷。
(8) 兼感冒。
(9) 兼慢性胃炎。
(10) 兼暑熱。

B3.1 兼症＋小兒老人或病後虛弱症

(1) 胃區補充額外能量並加靈氣盒（Reiki Box）以儲存備用能量。

(2) 搭配食療與溫稀飯來補養胃。

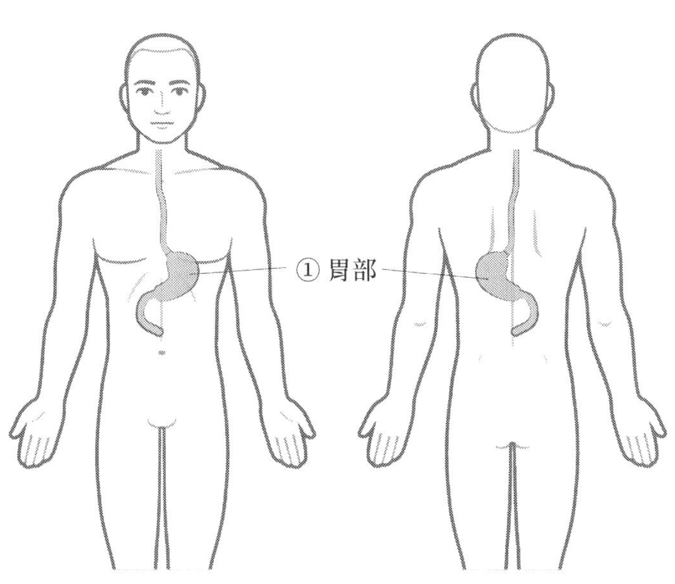
① 胃部

B3.2 兼症＋食慾不振症

(1) 強化胃脾部浸潤法。

(2) 肝膽胰區依序用浸潤法各五分鐘。

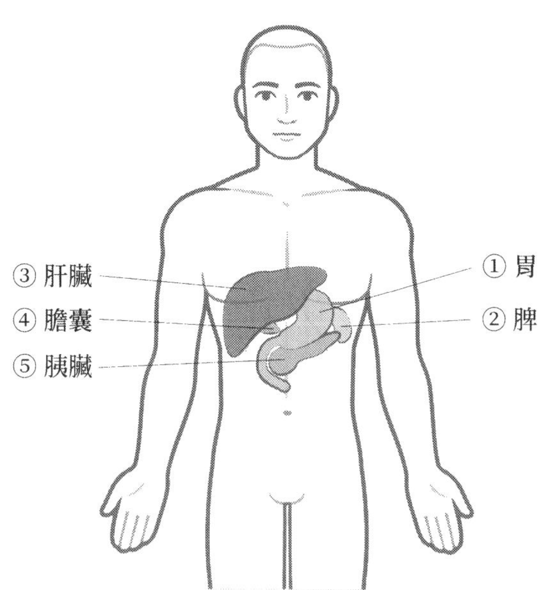

③ 肝臟
④ 膽囊
⑤ 胰臟
① 胃
② 脾

B3.3 兼症＋暴飲暴食

從胃，小腸到大腸，依序用瀉法往下推，直到胃痛緩解，或有解便意。

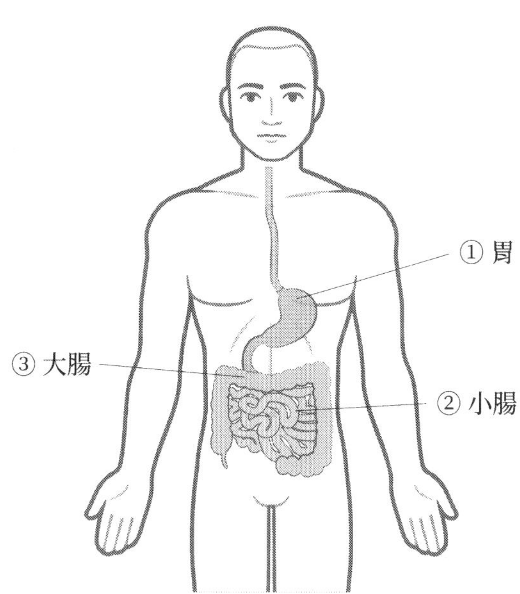
① 胃
③ 大腸
② 小腸

B3.4 兼症＋嘔心，曖氣，反酸

(1) 在基礎手位開始前，先抽出胃部病氣能量。

(2) 在食道和胃的賁門以手指集中能量做浸潤緩解。

(3) 在胃底和橫膈膜處用補法＋浸潤法。

(4) 食道部分先清後浸潤。

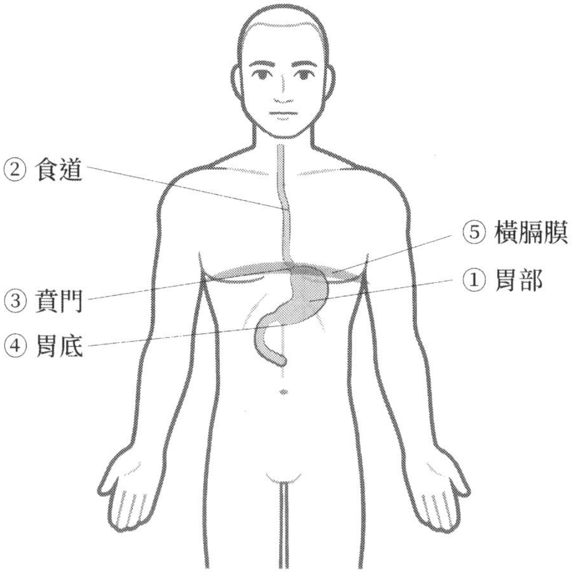

② 食道
⑤ 橫膈膜
① 胃部
③ 賁門
④ 胃底

B3.5 兼症＋情緒緊繃

(1) 頭部先清法，補法後加強浸潤法約十分鐘，然後平衡掉能量。

(2) 心區和肝區依序用浸潤法緩解。

(3) 重複以上步驟。

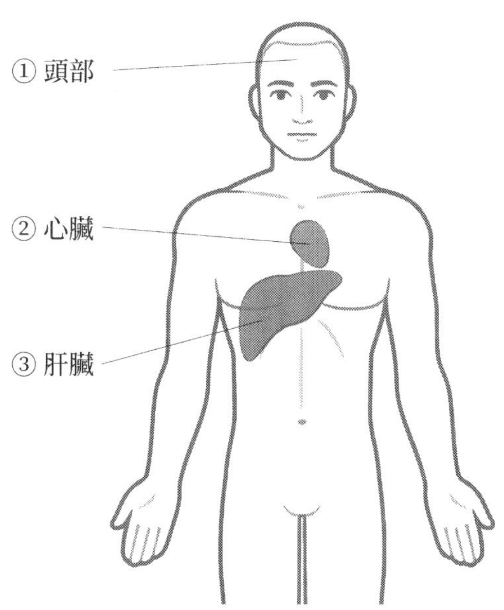
① 頭部
② 心臟
③ 肝臟

B3.6 兼症＋疲倦＋微發熱

(1) 頭部先清法，補法後加強浸潤法約十分鐘，然後平衡掉能量。

(2) 小腸和大腸依序補法後加強浸潤法約五分鐘，然後平衡掉能量。

(3) 搭配多飲水或流質。

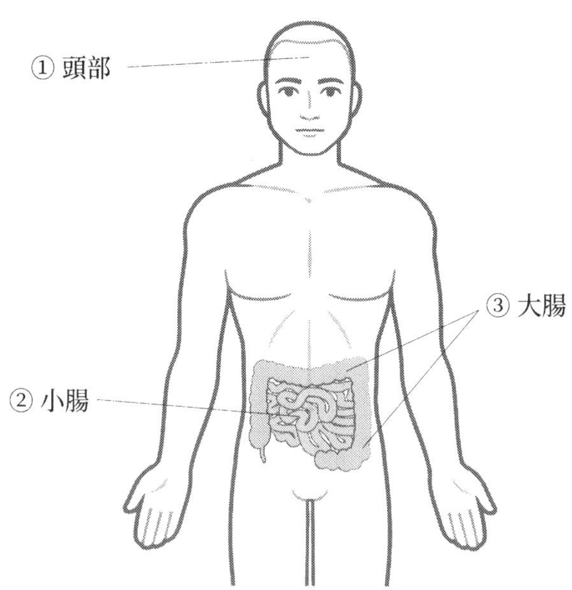
① 頭部
③ 大腸
② 小腸

B3.7 兼症＋胃冷

在胃區放上暖水袋，並搭配熱飲。

(無手位圖)

B3.8 兼症＋感冒

(1) 首先從頭部，病氣能量由前脖沿臉往頭到後頸推瀉法。

(2) 頭部用浸潤法。

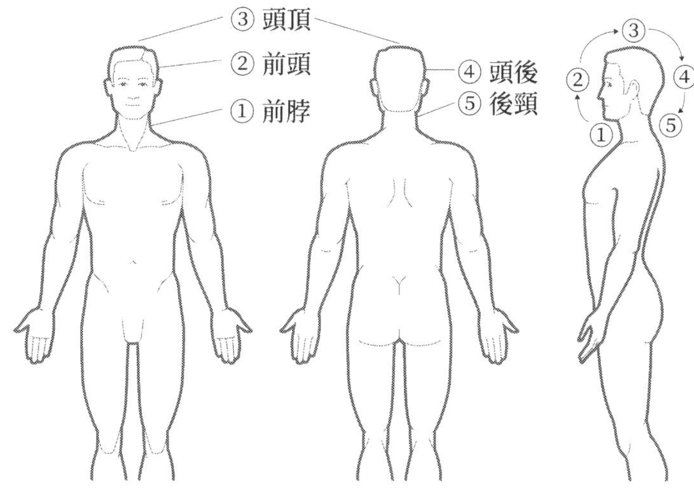
③ 頭頂
② 前頭
① 前脖
④ 頭後
⑤ 後頸
③
②
④
①
⑤

B3.9 兼症＋慢性胃炎

(1) 在胃區全面補法後加強浸潤法約十分鐘，然後平衡掉能量。

(2) 重複以上步驟，直到胃痛減緩。

(3) 注意飲食的禁忌慎。

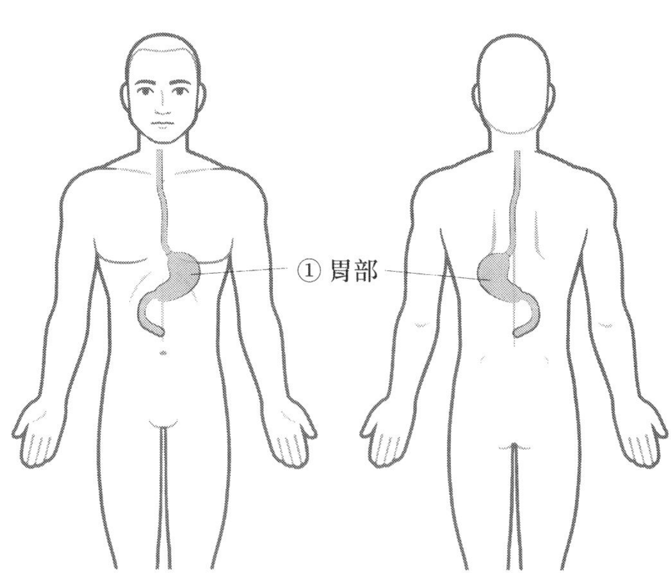
① 胃部

B3.10 兼症＋暑熱

(1) 在頭部，由前頭往頭後到後頸，一路到上背，用強瀉法。

(2) 注意環境溫度，並多飲水。

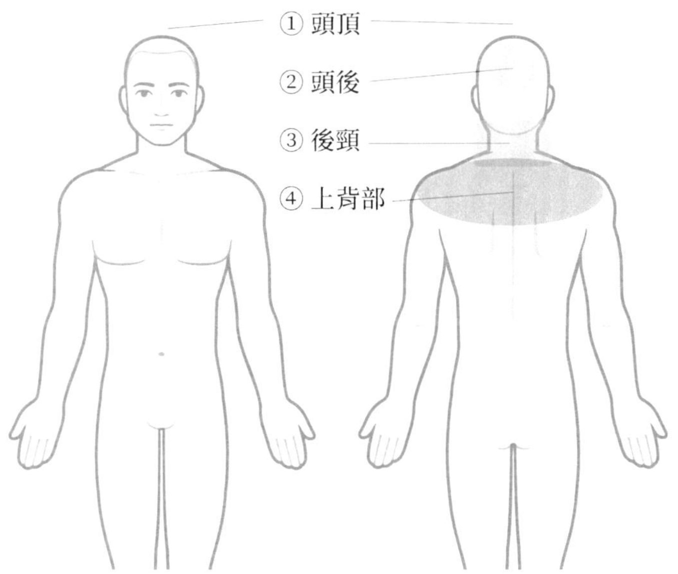
① 頭頂
② 頭後
③ 後頸
④ 上背部

Anxious 不安的靈療計畫

A — 準備

A2. 簡易醫理

不安的原因分為有形的生理與病理，和無形的心理兩類。

無形的不安感原因可能是焦慮壓力，

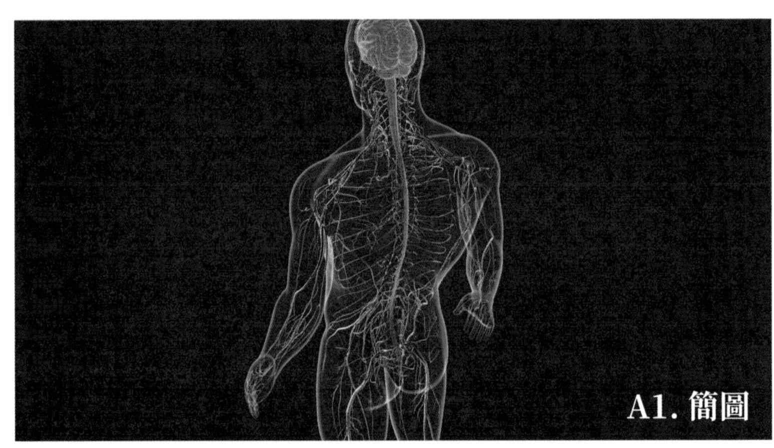

A1. 簡圖

精神失衡或憂鬱心理問題等。

有形的不安疾病原因可能是精神病，腦血管硬化，心血管疾病，荷爾蒙失調等。

A3. 掃描與判斷

(1) 手感可掃描的位置：腦區，心區，肝區。

(2) 有些人可能在各相關腺體區，可掃描到異常能量團。

(3) 確定控制不安的外因環境，以減少干擾。

B 進入主題的手位療程

B1. 療程規範的療程建議

以下療程規範的使用設計：

(1) 不安初起時，每日一至三次療程，約一至五日。

(2) 不安中期，每日一次療程，約一至七日。

(3) 不安延長或急症，配合就醫改善。

B2. 主症的基本療癒手位規範

(1) 腦區基本療區。

(2) 頭部可由前後手位進行用清法，瀉法可直接由胃區往外瀉。

(3) 然後在胃補能量後，用浸潤法緩解痛感。

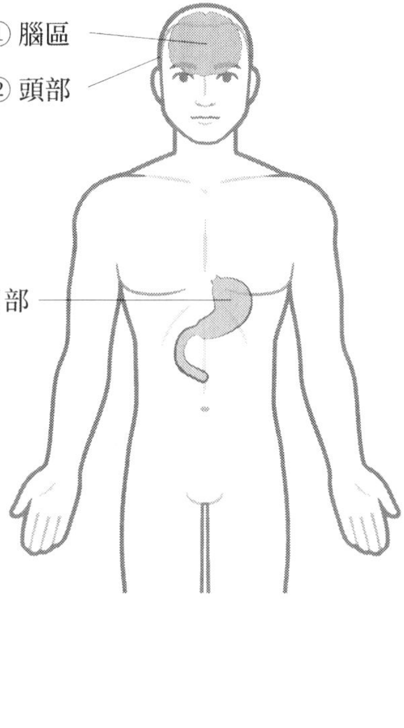

① 腦區
② 頭部
③ 胃部

B3. 兼症的基本療癒手位規範

(1) 兼疲勞。
(2) 兼沒食慾。
(3) 兼局部出汗。
(4) 兼自律神經失衡。
(5) 兼壓力。
(6) 兼氣管或支氣管喘咳。
(7) 兼胃腸不適。
(8) 兼月經經前症。
(9) 兼情緒化。
(10) 兼睡眠品質差。
(11) 兼煩悶躁熱。

B3.1 兼症＋疲勞

從頭到心，脾胃到小腸區，依序用補法加強。

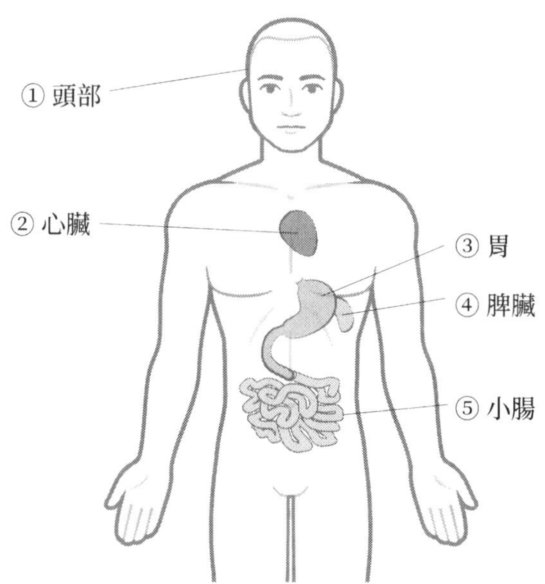
① 頭部
② 心臟
③ 胃
④ 脾臟
⑤ 小腸

B3.2 兼症+沒食慾

從胃到脾到小腸區，依序用補法加強。

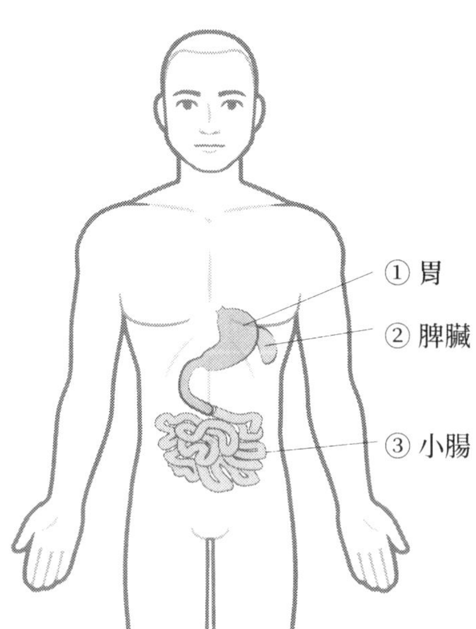
① 胃
② 脾臟
③ 小腸

B3.3 兼症＋局部出汗

(1) 頭汗為主，胃區用瀉法七至十分鐘。

(2) 手足汗為主，肝脾區用補發七至十分鐘。

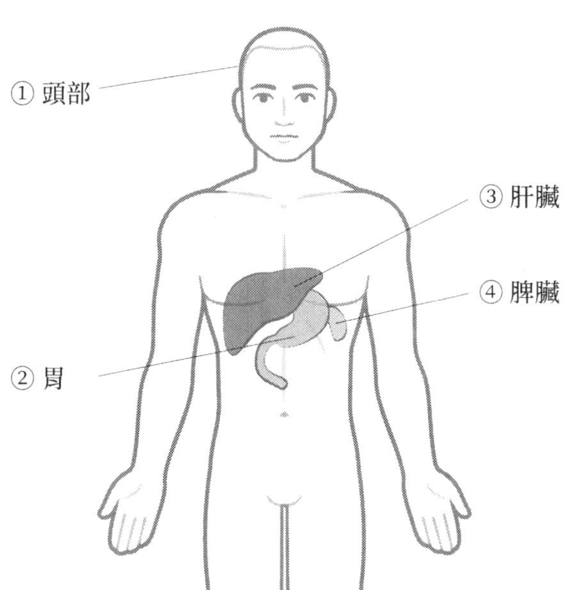
① 頭部
③ 肝臟
④ 脾臟
② 胃

B3.4 兼症＋自律神經失衡

(1) 主要部位在頭內到頸，後頸到後背，依序各療五至七分鐘。

(2) 用浸潤法來穩定神經內環境。

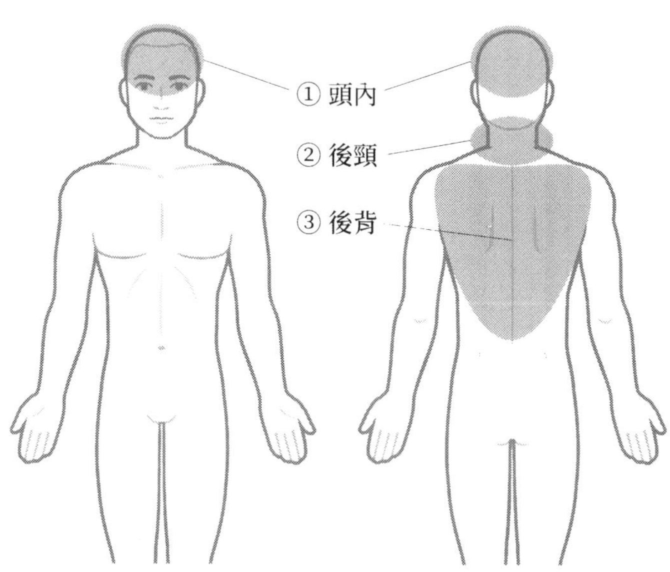
① 頭內
② 後頸
③ 後背

B3.5 兼症＋壓力

(1) 加強頭部和後肩頸，心與肝的瀉法。

(2) 可用溫灸爐或按摩快速緩解肩頸緊綳的部分。

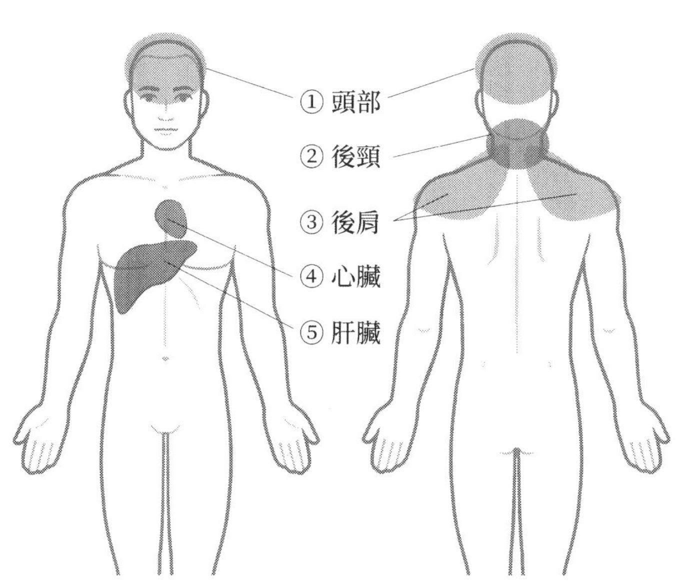

① 頭部
② 後頸
③ 後肩
④ 心臟
⑤ 肝臟

B3.6 兼症＋氣管或支氣管喘咳

(1) 主要部位在喉，氣管或支氣管部分，依序用浸潤法放鬆緩解，各療五至七分鐘。

(2) 重複以上步驟。

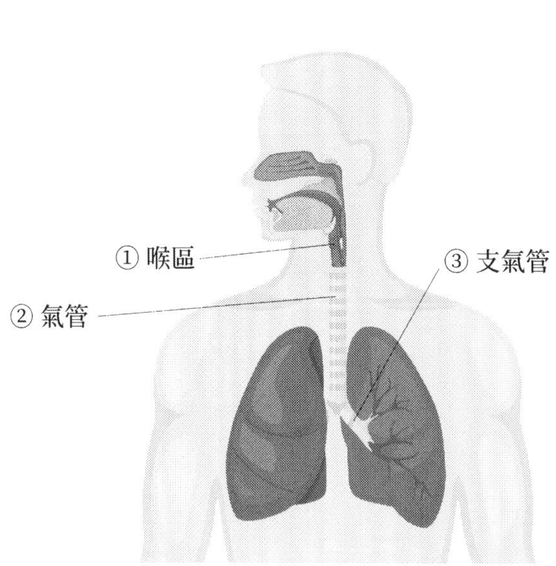
① 喉區
② 氣管
③ 支氣管

B3.7 兼症+胃腸不適

(1) 在胃腸區找出是哪種不適再決定補瀉手法。

(2) 可參考相關主訴的手位法。

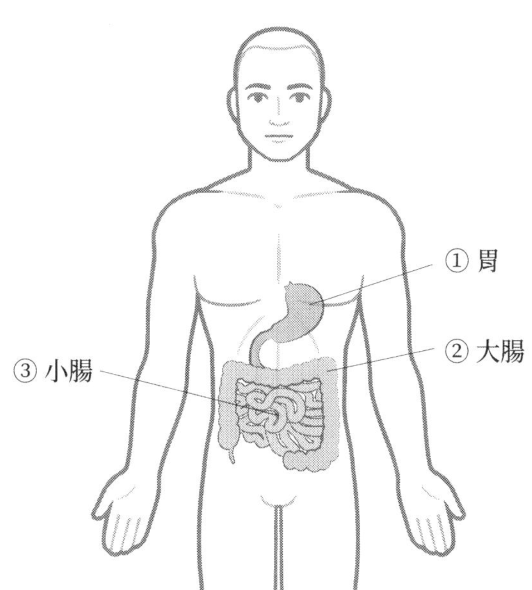
① 胃
② 大腸
③ 小腸

B3.8
兼症＋月經經前症

(1) 強化子宮卵巢區域浸潤法。

(2) 頭部，肝，腎，子宮，卵巢各區依序用浸潤法各五分鐘。

(3) 確定各區能量的平衡。

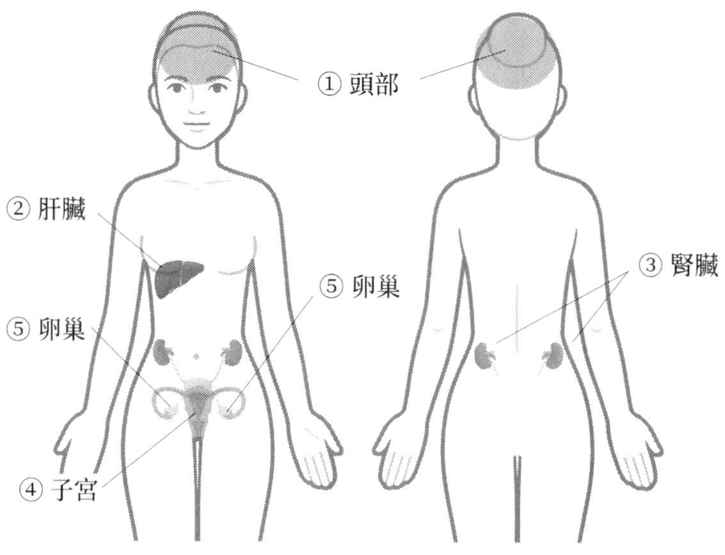

① 頭部
② 肝臟
③ 腎臟
⑤ 卵巢
⑤ 卵巢
④ 子宮

B3.9 兼症＋情緒化

(1) 在心肝區用浸潤法七至十分鐘。

(2) 加強頭部瀉法，然後用補法＋浸潤法。

(3) 重複以上步驟。

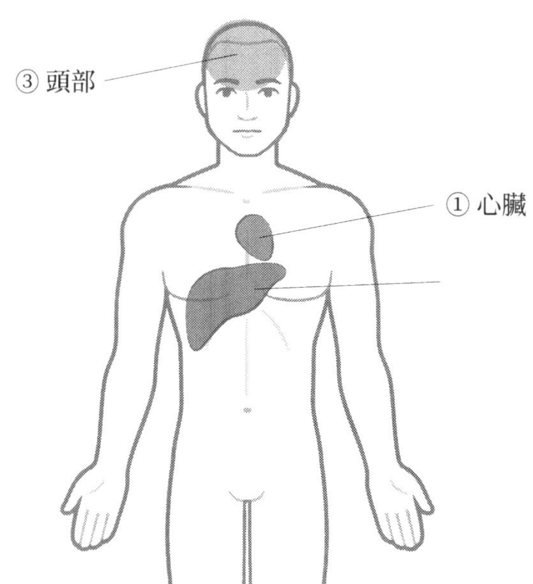
③ 頭部
① 心臟

B3.10 兼症＋睡眠品質差

(1) 先找出睡眠品質差的環境外因，先改善。

(2) 如有就醫的失眠，搭配醫囑。

(3) 從頭心，腎，肝膽，脾胃，小腸區依序用浸潤法各五分鐘。

(4) 頭部用浸潤法加強十分鐘。

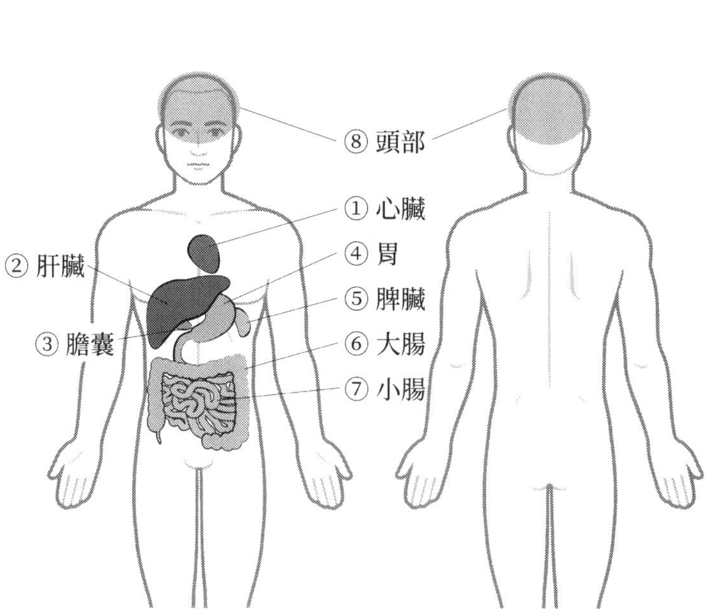

⑧ 頭部
① 心臟
② 肝臟
④ 胃
⑤ 脾臟
③ 膽囊
⑥ 大腸
⑦ 小腸

B3.11 兼症＋煩躁悶熱

(1) 頭部和肝區用瀉法五分鐘。

(2) 心區用瀉法五分鐘後，用浸潤法。

(3) 腎區用補法加浸潤法。

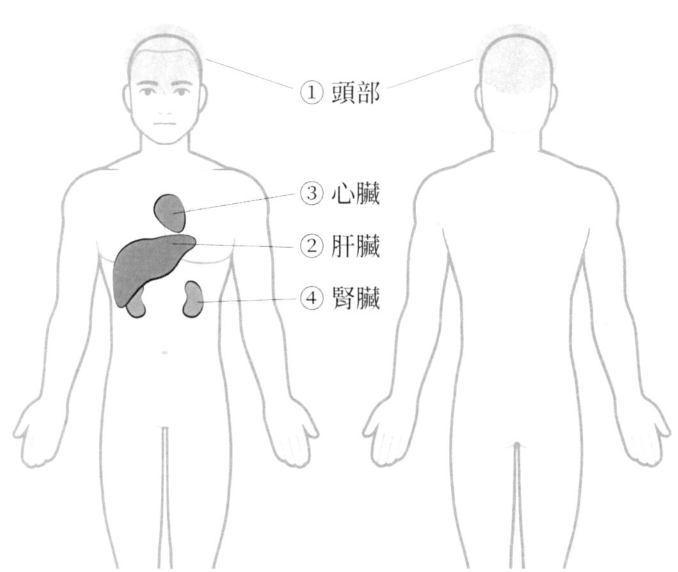
① 頭部
③ 心臟
② 肝臟
④ 腎臟

失眠的靈療計畫

Insomnia

A — 準備

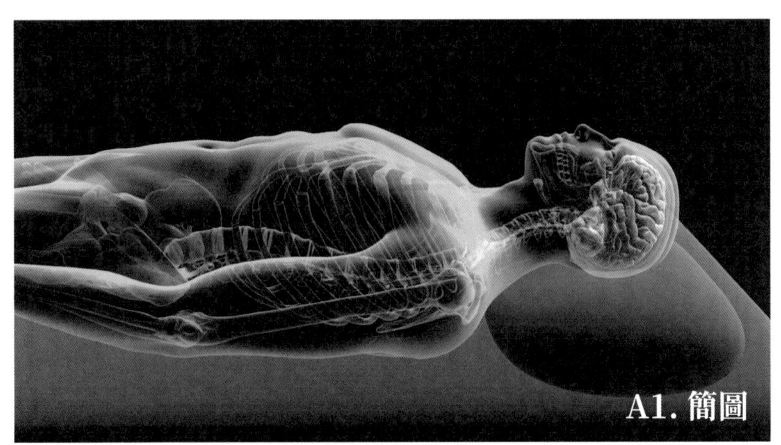
A1. 簡圖

A2. 簡易醫理

一般以神經相關問題為多，其它例如老年、過勞、緊張、高血壓、更年期、胃腸病、術後虛弱、自律神經失調、壓力等造成失眠。

A3. 掃描與判斷

(1) 手感可掃描的位置：頭部，心肺區，肝膽區，後肩頸，後背區。

(2) 有些人可能在各相關體區，可掃描到異常能量團。

(3) 確定控制失眠的外因環境，以減少干擾。

B 進入主題的手位療程

B1. 療程規範的療程建議

以下療程規範的使用設計：

(1) 失眠初起時，每日一次睡前療程，約一至五日。

(2) 失眠中期，每兩日一次睡前療程，約七至十次。

(3) 失眠延長或急症，配合就醫改善。

B2. 主症的基本療癒手位規範

(1) 先確認是實證失眠還是虛證失眠。

(2) 如果是實證失眠，則頭心肝膽用洩法；反之用補法。

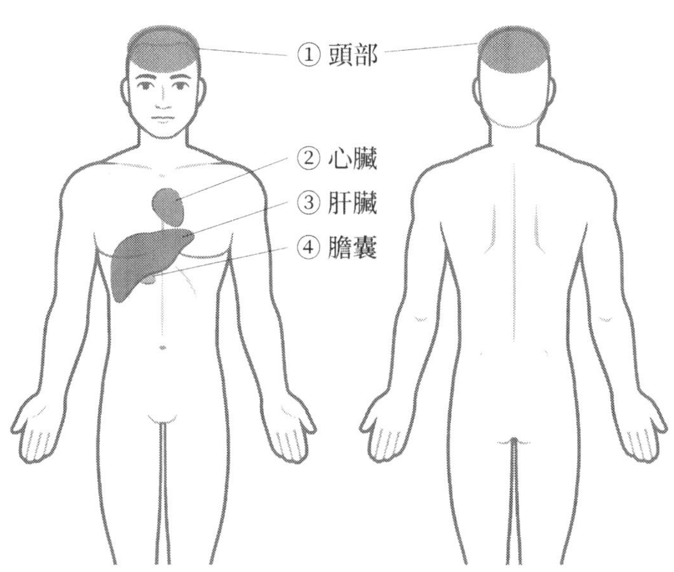
① 頭部
② 心臟
③ 肝臟
④ 膽囊

B3. 兼症的基本療癒手位規範

(1) 兼疲勞。
(2) 兼虛弱。
(3) 兼激動情緒。
(4) 兼年老。
(5) 兼壓力。
(6) 兼咳嗽。
(7) 兼胃腸不適。
(8) 兼更年期。
(9) 兼憂鬱情緒。
(10) 兼夜熱。

B3.1 兼症＋疲勞

(1) 脾，腎和小腸。

(2) 依序用補法，然後用浸潤法。

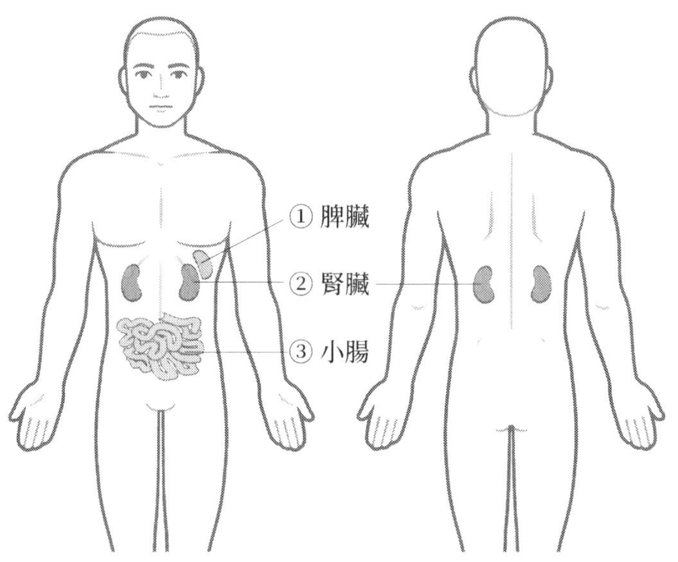
① 脾臟
② 腎臟
③ 小腸

B3.2 兼症＋虛弱

(1) 心，肺，脾和小腸。

(2) 依序用補法，然後用浸潤法。

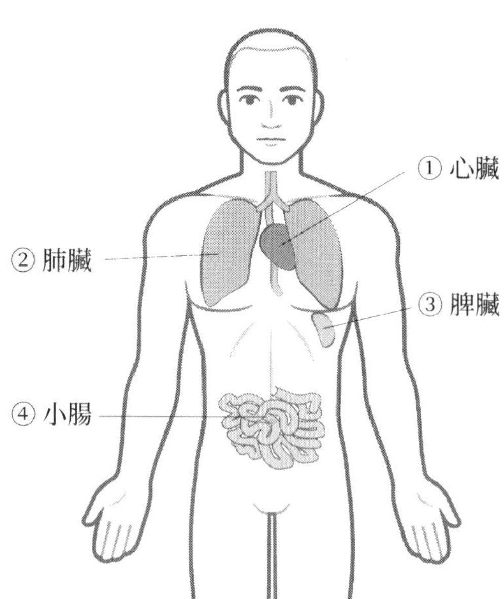
① 心臟
② 肺臟
③ 脾臟
④ 小腸

B3.3 兼症＋激動情緒

(1) 首先用清法和瀉法處理頭，心和肝。

(2) 然後用浸潤法在三個位區。

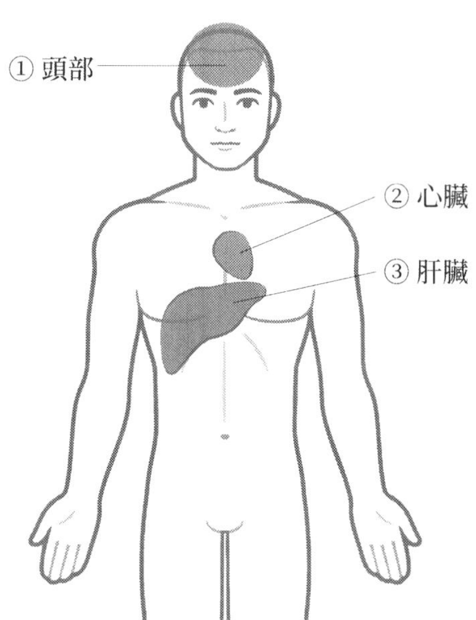
① 頭部
② 心臟
③ 肝臟

B3.4 兼症＋年老

(1) 先確定未服用西藥，再開始做全身養生手位。

(2) 然後強補胃腸以及脾腎區，最後頭區。

(3) 重複以上動作，結束前做浸潤能量後結束。

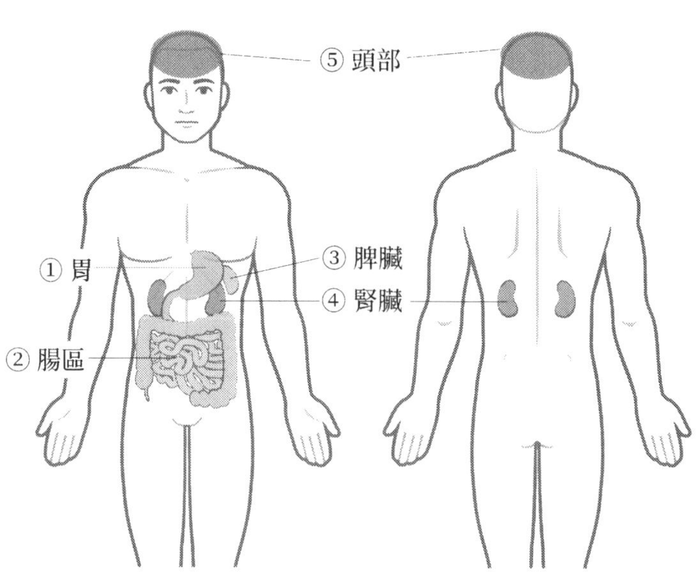
⑤ 頭部
① 胃
③ 脾臟
④ 腎臟
② 腸區

B3.5 兼症＋壓力

(1) 先做頭部清瀉，接著瀉心，肝區能量。

(2) 然後依序用加能量用浸潤法。

(3) 在腸區用浸潤法，保持腸區溫暖。

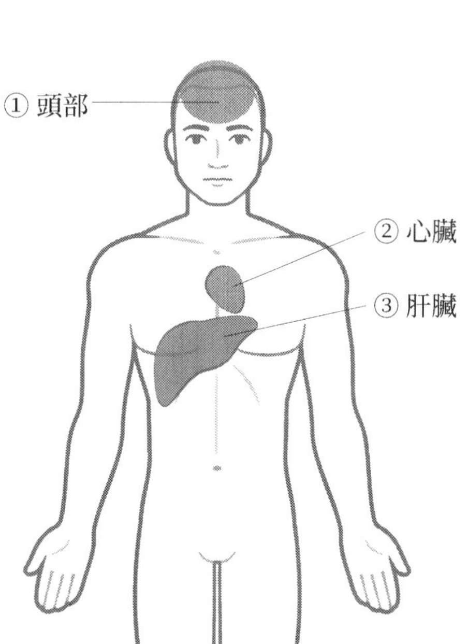
① 頭部
② 心臟
③ 肝臟

B3.6 兼症＋咳嗽

(1) 在胸肺區用瀉法。

(2) 在胸脅兩側與喉區用清法，直到熱點消失。

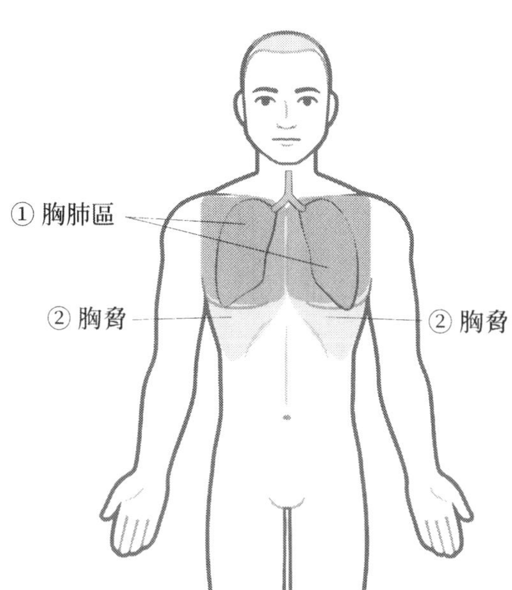
① 胸肺區
② 胸脅
② 胸脅

B3.7 兼症＋腸胃問題

(1) 從胃到小腸／大腸到肛門，依序調整能量。

(2) 從到脾／肝膽，依序調整能量。

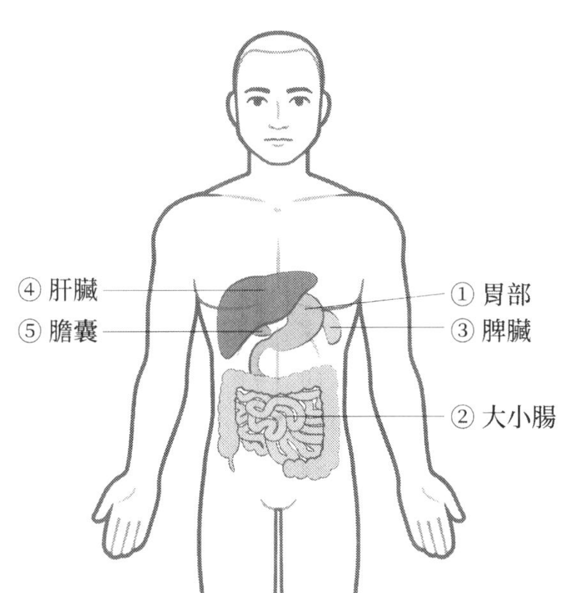
④ 肝臟
⑤ 膽囊
① 胃部
③ 脾臟
② 大小腸

B3.8 兼症＋更年期

(1) 先用整理頭部能量。

(2) 再補肝脾腎能量。

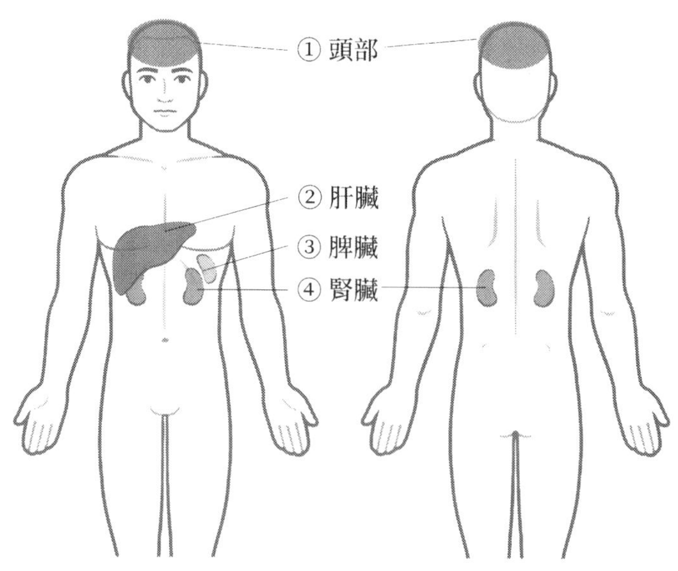
① 頭部
② 肝臟
③ 脾臟
④ 腎臟

B3.9 兼症＋憂鬱情緒

(1) 先用清法＋浸潤法處理頭部。

(2) 然後依序頭心部與腸道用浸潤法。

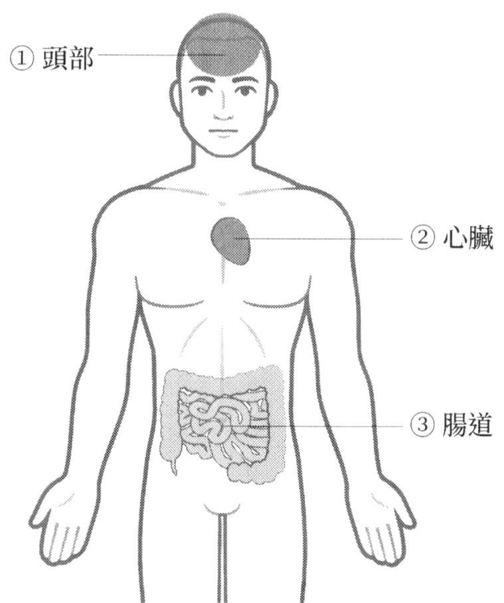
① 頭部
② 心臟
③ 腸道

B3.10 兼症＋夜熱

(1) 頭部用清法＋浸潤法。

(2) 身後，從後背，到兩側腎區，用補法＋浸潤法。

(3) 白日多喝水。

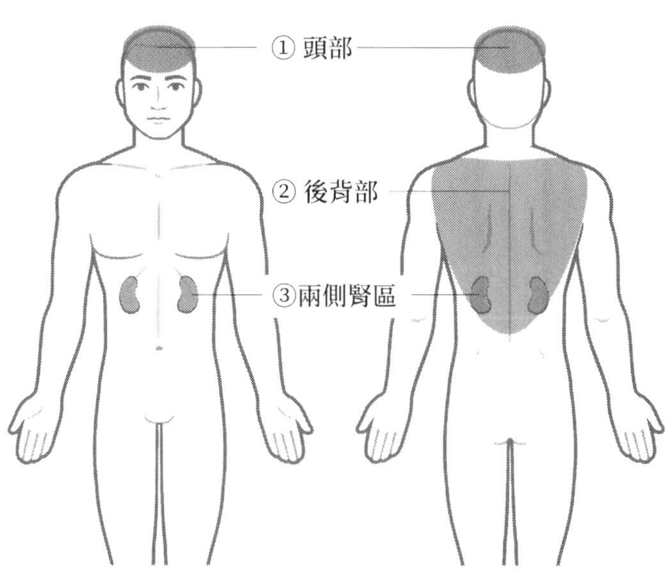
① 頭部
② 後背部
③兩側腎區

Rhinitis

鼻炎的靈療計畫

A — 準備

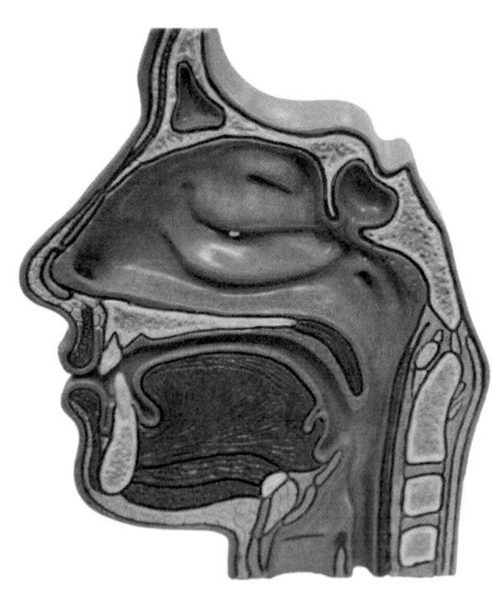

A1. 簡圖

A2. 簡易醫理

鼻炎是整年都常見的疾病，環境濕度較低的季節，乾燥的氣候、空中的浮塵雜質，都可為鼻炎的誘發。引發鼻炎的原因還有哪些？

有貧血、糖尿病、風濕病、結核、心肝腎疾病、慢性便祕、炎症，感冒後服用西藥，抗生素苦寒，損傷肺氣，頸椎、胸椎壓迫，長期服用抗過敏藥物、抑鬱症藥物導致藥物性鼻炎。

鼻粘膜萎縮，息肉、腫瘤、鼻腔異物、鼻腔發育異常，鼻甲肥大，鼻中隔彎曲，特稟體質等。所以鼻炎是極複雜又需要長期治療或調理的事。

A3. 掃描與判斷

(1) 手感可掃描的位置：鼻咽區，肺區，脾區，小腸，腎區。

(2) 有些人可能在各相關體區，可掃描到異常能量團。

(3) 確定控制鼻炎的外因環境，以減少干擾。

B—進入主題的手位療程

B1. 療程規範的療程建議

以下療程規範的使用設計：

(1) 鼻炎初起時，每日三次療程，約二至三日。

(2) 鼻炎中期，每日一次療程，約七至十日。

(3) 鼻炎延長，配合就醫改善。

(4) 慢性鼻炎，配合醫藥，每週二至三次。

B2. 主症的基本療癒手位規範

(1) 先確定體寒或體熱。

(2) 如果是體熱，用瀉法。反之用溫補。

(3) 肺→咽→鼻。

(4) 肝→脾→腎→小大腸。

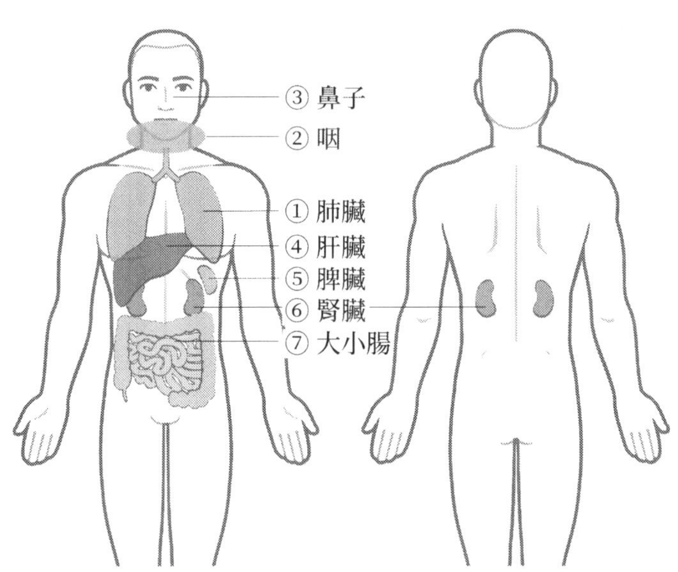
③ 鼻子
② 咽
① 肺臟
④ 肝臟
⑤ 脾臟
⑥ 腎臟
⑦ 大小腸

B3. 兼症的基本療癒手位規範

(1) 兼鼻塞腹瀉。
(2) 兼咳嗽噴嚏鼻水。
(3) 兼鼻涕倒流。
(4) 兼早晚冷空氣加重。
(5) 兼扁桃腺發炎。
(6) 兼頸胸椎壓迫。
(7) 兼免疫力低下。
(8) 兼手腳冰冷。
(9) 兼畏寒怕冷。
(10) 兼夜熱。

B3.1 兼症＋鼻塞腹瀉

(1) 肝（瀉＋平衡）
↓ 脾（補＋浸潤）
↓ 腎（補法＋浸潤）。

(2) 強補下腹小腹區＋浸潤。

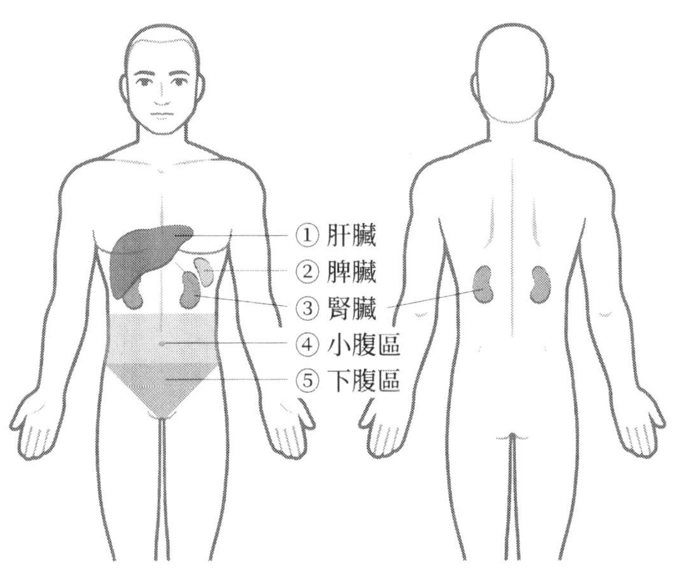
① 肝臟
② 脾臟
③ 腎臟
④ 小腹區
⑤ 下腹區

B3.2 兼症＋咳嗽噴嚏鼻水

(1) 肺，脾，和大腸。依序用補法後用浸潤法。

(2) 強補下腹小腹區加浸潤法。

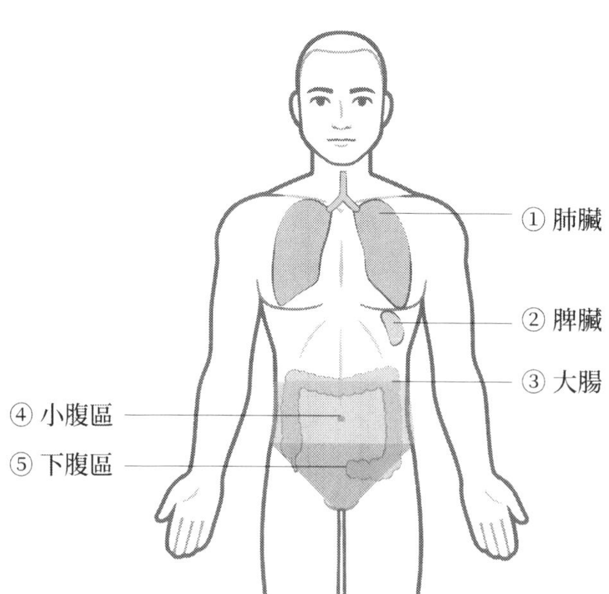
① 肺臟
② 脾臟
③ 大腸
④ 小腹區
⑤ 下腹區

B3.3 兼症＋鼻涕倒流

(1) 先用清法清頭，瀉法清鼻與鼻竇區。

(2) 然後肺肝脾區用補法加浸潤法。

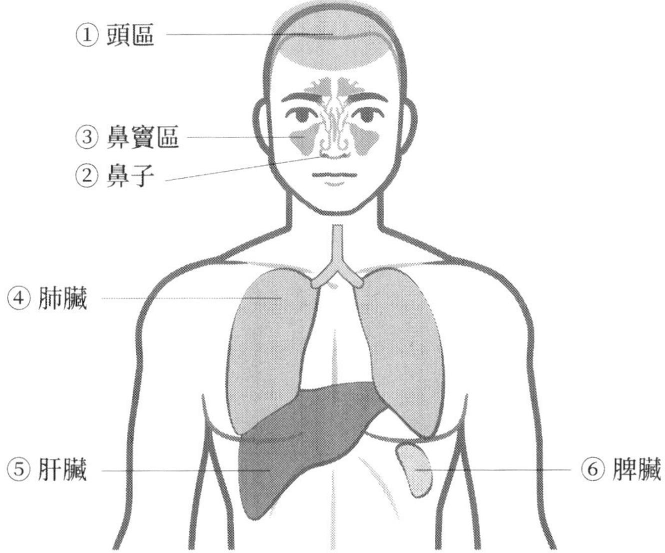
① 頭區
③ 鼻竇區
② 鼻子
④ 肺臟
⑤ 肝臟
⑥ 脾臟

B3.4 兼症+早晚冷空氣加重

(1) 由頭頂到後頸，由上往下用瀉法。

(2) 下背部腎區和右小腹用補法，然後浸潤法。

(3) 再重複一次。最後用平衡法。

(4) 重複以上動作，直到熱點消失。

(5) 強補下腹區+小腹區+足底。

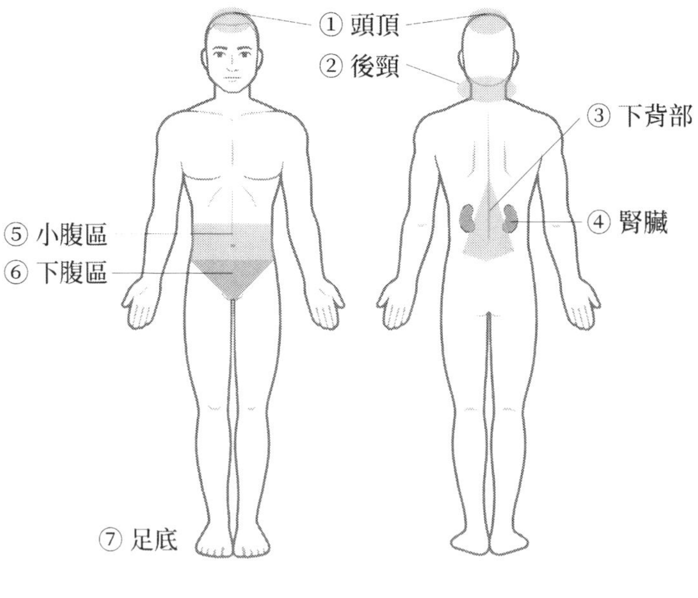

① 頭頂
② 後頸
③ 下背部
④ 腎臟
⑤ 小腹區
⑥ 下腹區
⑦ 足底

B3.5 兼症＋扁桃腺發炎

(1) 喉區先用瀉法加清法，並重複以上動作，直到熱點消失，然後用浸潤法。

(2) 肺脾區用補法。

(3) 在小腸區用浸潤法，保持小腸區溫暖。

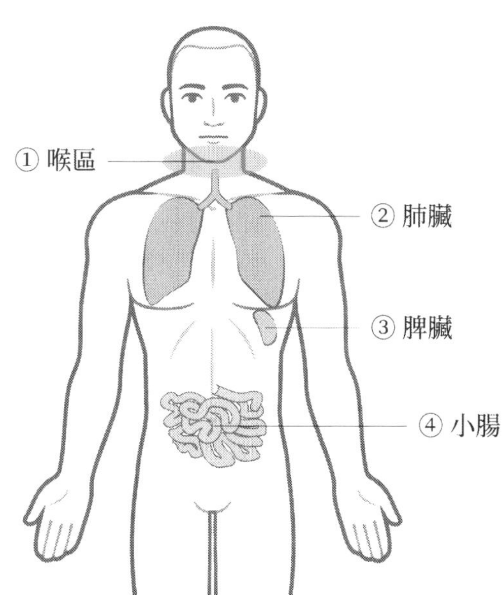
① 喉區
② 肺臟
③ 脾臟
④ 小腸

B3.6 兼症＋頸胸椎壓迫

(1) 配合整脊之後，在胸肺區用補法。

(2) 在胸脅兩側與頸胸椎與頭頂用浸潤法，直到熱點消失。

(3) 肩頸痠痛者用按摩法緩解。

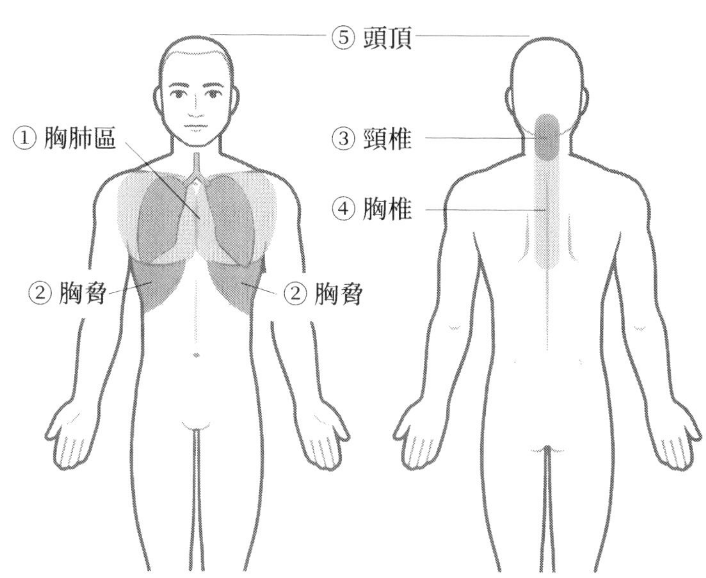
⑤ 頭頂
① 胸肺區
③ 頸椎
④ 胸椎
② 胸脅
② 胸脅

B3.7 兼症＋免疫力低下

(1) 從肺到腎到小腸，依序強補能量。

(2) 平衡法後，接著用浸潤法。

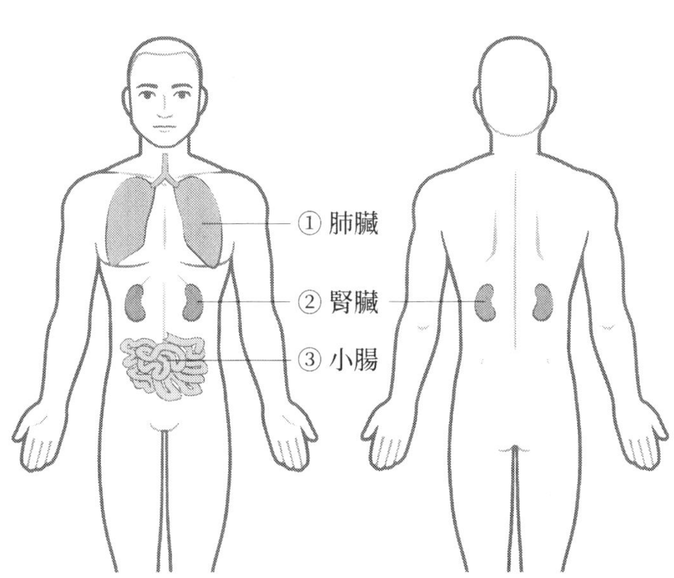

① 肺臟
② 腎臟
③ 小腸

B3.8 兼症＋手腳冰冷

(1)先用補法補頭部，再補後背腎區。

(2)可用熱水袋暖手腳。

(3)強補下腹區＋小腹區＋足底。

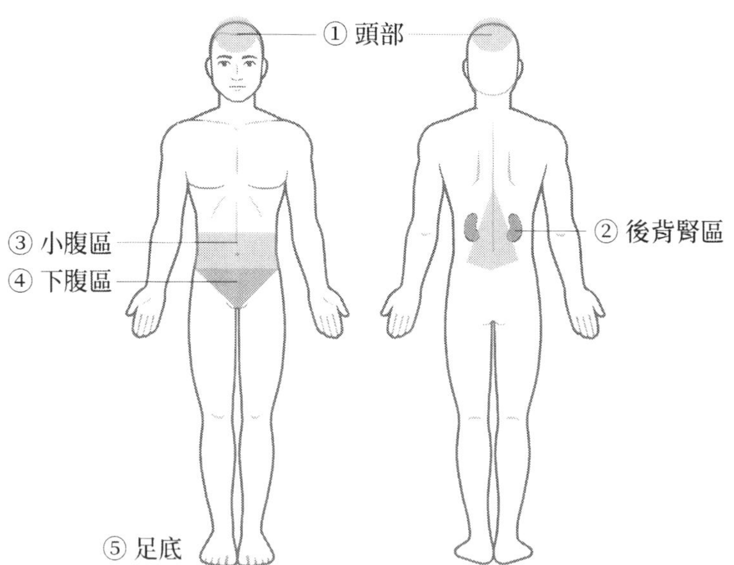
① 頭部
② 後背腎區
③ 小腹區
④ 下腹區
⑤ 足底

B3.9 兼症＋畏寒怕冷

(1) 首先用補法補脾胃和腎區，然後依序用浸潤法。

(2) 搭配熱粥或熱湯溫服。

(3) 強補下腹小腹區。

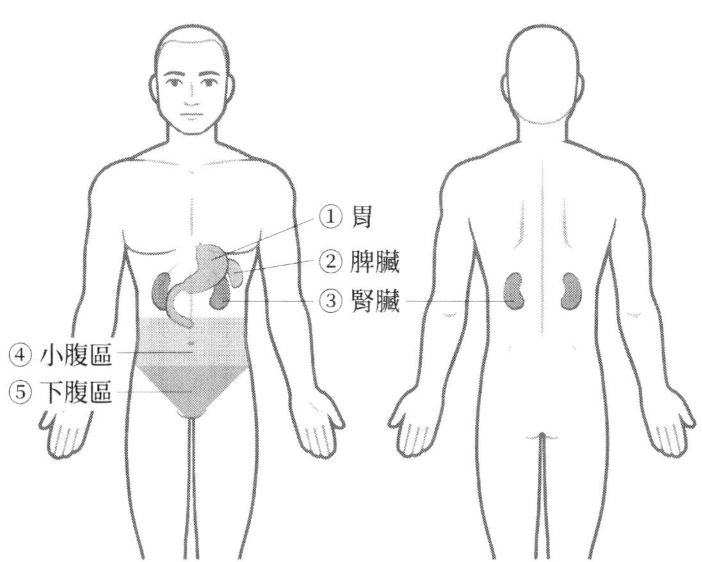

① 胃
② 脾臟
③ 腎臟
④ 小腹區
⑤ 下腹區

B3.10
兼症 + 夜熱

(1) 瀉頭熱。

(2) 脾腎都要強補，然後浸潤法。最好有 Reiki box 放置在此兩區。

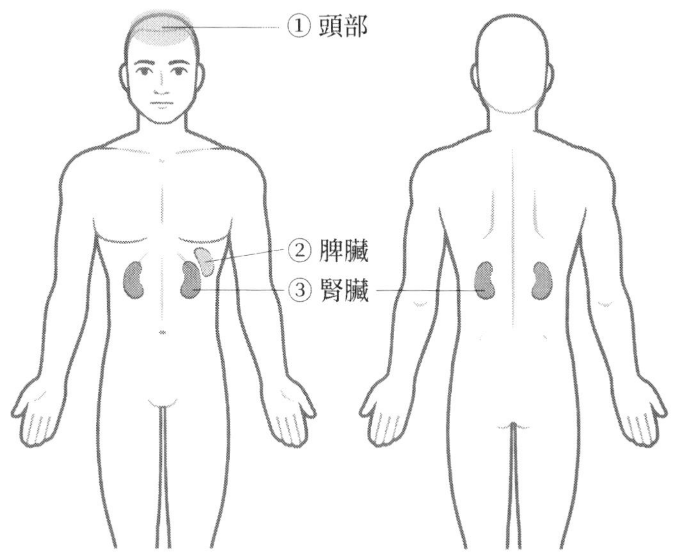
① 頭部
② 脾臟
③ 腎臟

更年期的靈療計畫

Menopause

A 一 準備

A2. 簡易醫理

更年期主要是內分泌機能因衰老或其它病理原因而減退，因減退而無法互相協調產生的生理現象。心悸、潮紅、盜汗、

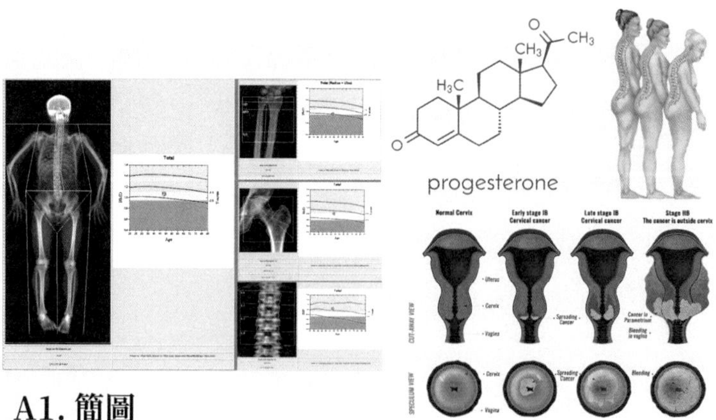

progesterone
Normal Cervix
Early stage IB Cervical cancer
Late stage IB Cervical cancer
Stage IIB The cancer is outside cervix

A1. 簡圖

經期紊亂、潮熱、冒汗，情緒變化亦會較為波動，或感覺善忘及精神難以集中、睡眠品質差，虛火旺，熱潮紅、盜汗、失眠、情緒不穩的狀況之外，有些人甚至還會出現骨質疏鬆。主要有月經障礙，血液系統不穩定，心理不穩定，皮膚萎縮退化等相關主訴。

A3. 掃描與判斷

(1) 手感可掃描的位置：腦區，子宮卵巢區，肝區，腎區。
(2) 有些人可能在各相關腺體區，可掃描到異常能量團。
(3) 確定控制更年期的外因環境，以減少干擾。

B 進入主題的手位療程

B1. 療程規範的療程建議

以下療程規範的使用設計：

(1) 更年期初起時，每日一至二次療程，約七至十四日。

(2) 更年期中期，每兩日一次療程，約十四至三十日。

(3) 更年期延長，配合就醫改善。

(4) 如有需要，配合醫藥，每週三至四次。

B2. 主症的基本療癒手位規範

(1) 早期更年期 - 腦區（十分鐘）↓肝區（五分鐘）↓子宮卵巢區（十分鐘）↓腎區（五分鐘）。

(2) 晚期更年期 - 腦區（十分鐘）↓肝區（五分鐘）↓子宮卵巢區（五分鐘）↓腎區（五分鐘）。

(3) 停經後 - 腦區（五分鐘）↓心區（五分鐘）↓肝區（五分鐘）↓子宮卵巢區（五分鐘）↓腎區（五分鐘）。

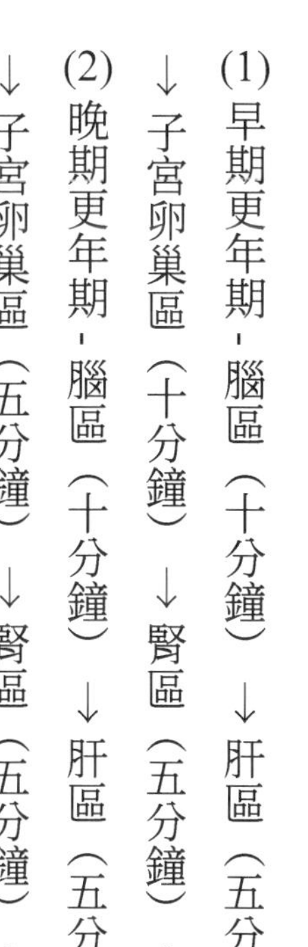
① 腦區
② 心區
③ 肝區
④ 子宮卵巢區
⑤ 腎區

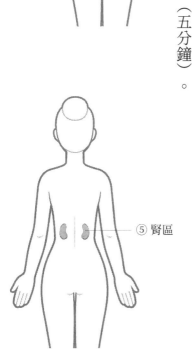

B3. 兼症的基本療癒手位規範

(1) 兼潮熱。
(2) 兼疲倦失眠。
(3) 兼腰骨酸痛。
(4) 兼口乾舌燥。
(5) 兼手腳冰冷暈眩。
(6) 兼盜汗臉紅。
(7) 兼緊張煩躁。
(8) 兼不安失眠。
(9) 兼憂鬱。
(10) 兼骨質疏鬆。
(11) 兼高血壓。

B3.1 兼症+潮熱

(1) 腦↓肝↓腎+足底。

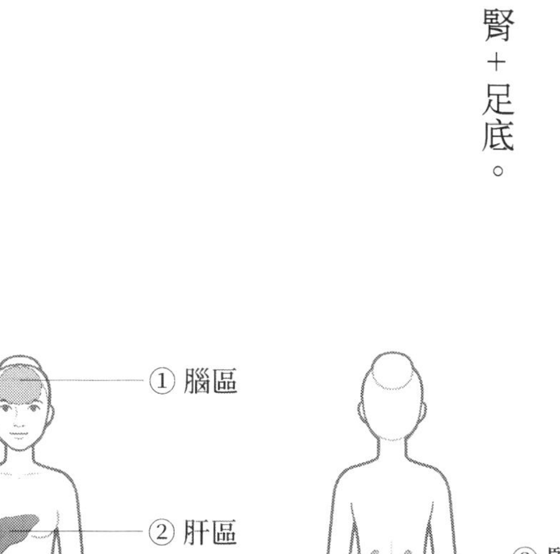
① 腦區
② 肝區
③ 腎區
④ 足底

B3.2 兼症＋疲倦失眠

(1) 心，肺，脾，小腸和腎＋足底。

(2) 依序用補法後，再用浸潤法。

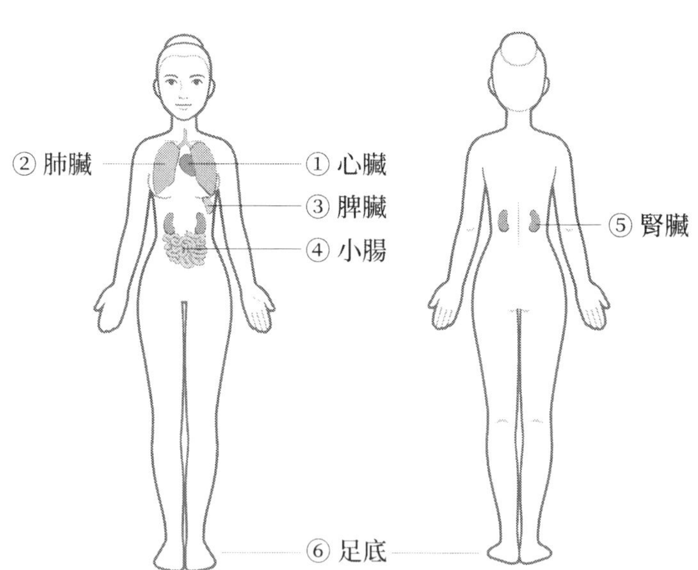

② 肺臟
① 心臟
③ 脾臟
④ 小腸
⑤ 腎臟
⑥ 足底

B3.3 兼症＋腰骨痠痛（腎虛）

(1) 腦，腎＋足底用補法加浸潤法。

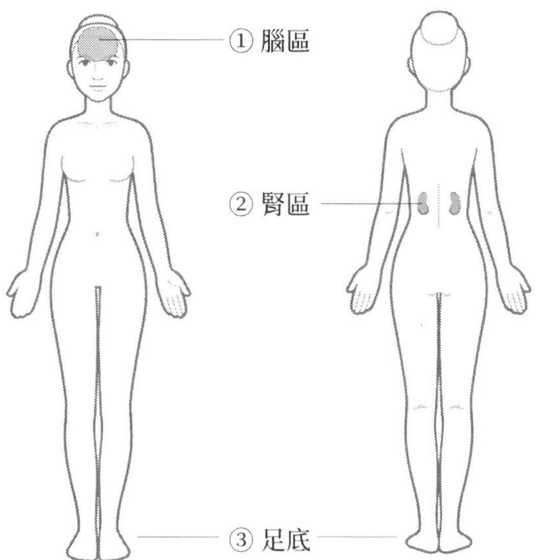

① 腦區
② 腎區
③ 足底

B3.4 兼症＋口乾舌燥（陰虛火旺）

(1)腦，肝，脾，腎＋足底，強補能量。

(2)加 Reiki box 在腎區。

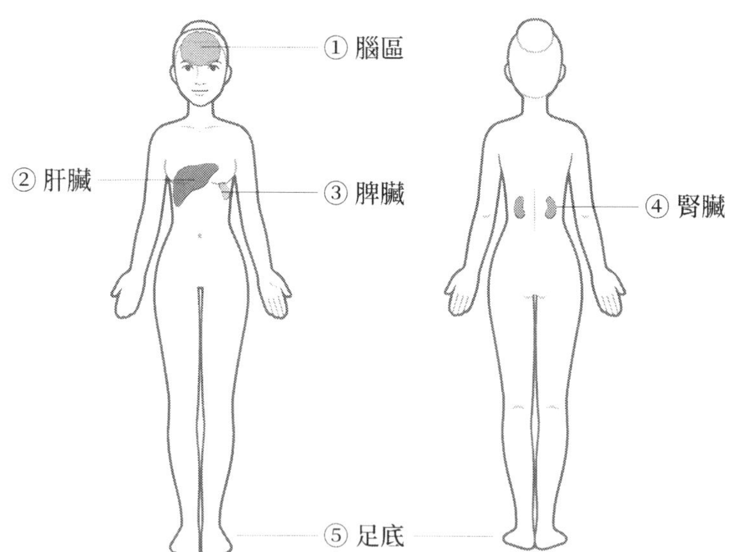
① 腦區
② 肝臟
③ 脾臟
④ 腎臟
⑤ 足底

B3.5 兼症＋手腳冰冷暈眩（腎陰陽兩虛）

(1) 腦，脾，腎＋足底用補法加浸潤法。

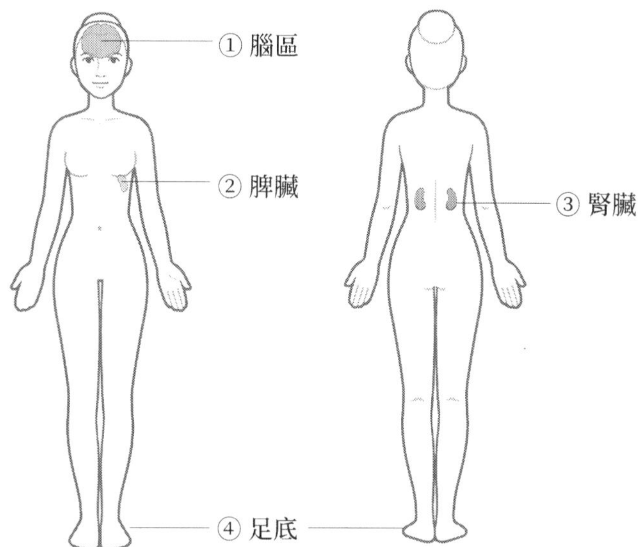
① 腦區
② 脾臟
③ 腎臟
④ 足底

B3.6 兼症＋盜汗臉紅（腎陰虛）

(1)腦，肝，脾，腎＋足底，強補能量。

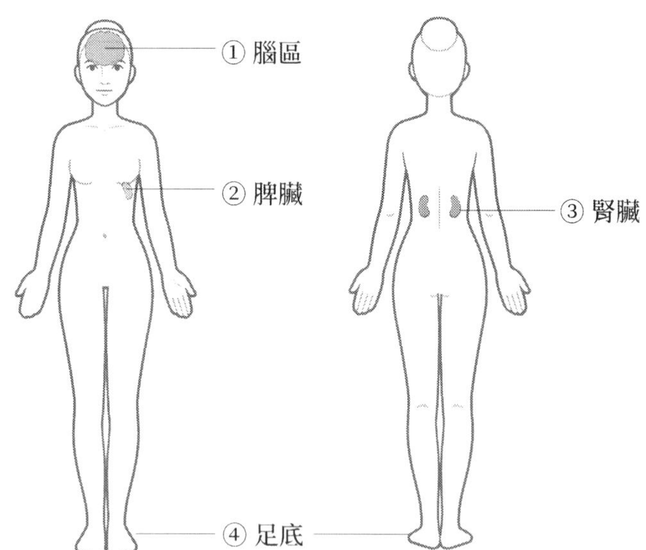
① 腦區
② 脾臟
③ 腎臟
④ 足底

B3.7 兼症＋緊張煩躁（肝熱）

(1) 頭部，心臟和肝區重瀉能量，之後用平衡法，加浸潤法。

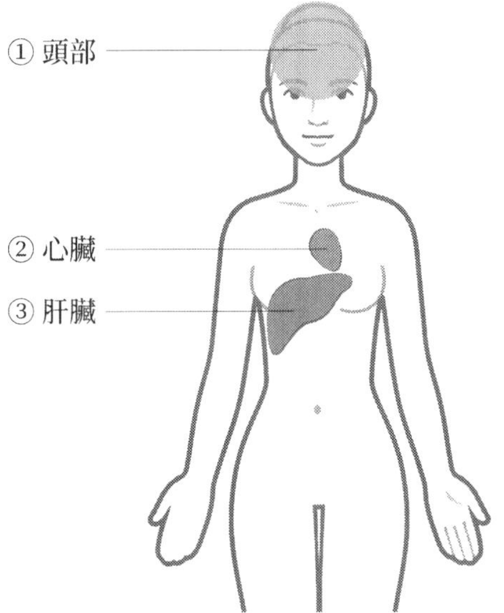
① 頭部
② 心臟
③ 肝臟

B3.8 兼症＋不安失眠（心腎不交）

(1) 腦，心，腎＋足底區，緩瀉，加重平衡。

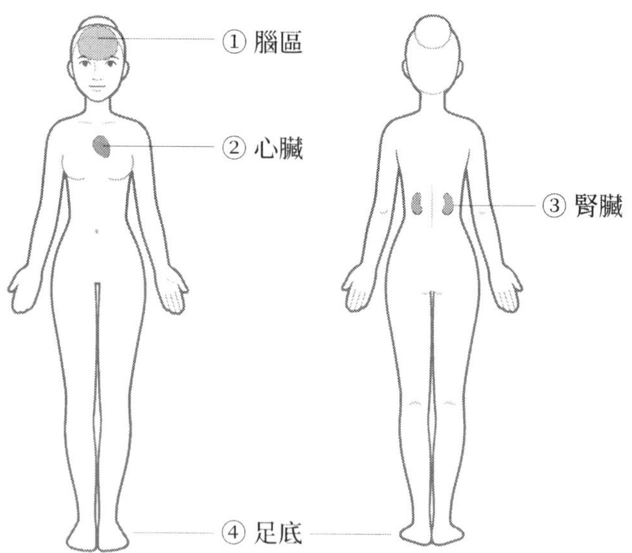
① 腦區
② 心臟
③ 腎臟
④ 足底

B3.9 兼症＋憂鬱

(1) 先用清法和瀉法處理頭心與腎區。加重平衡。

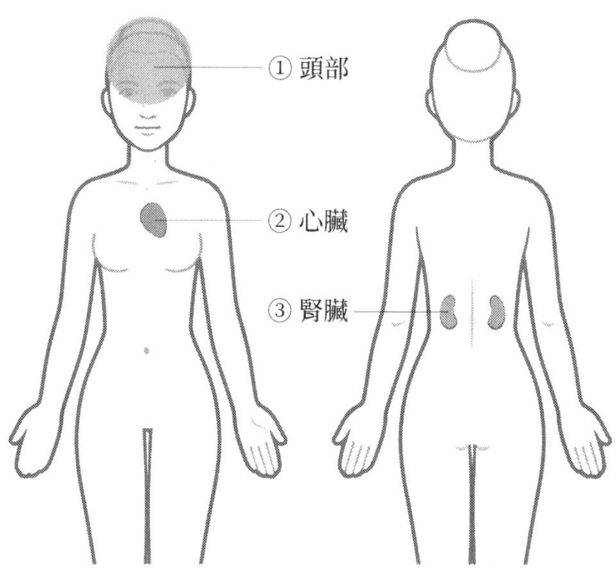
① 頭部
② 心臟
③ 腎臟

B3.10 兼症+骨質疏鬆

(1)頭頂區，兩側腎區+足底，加重補法+浸潤法。

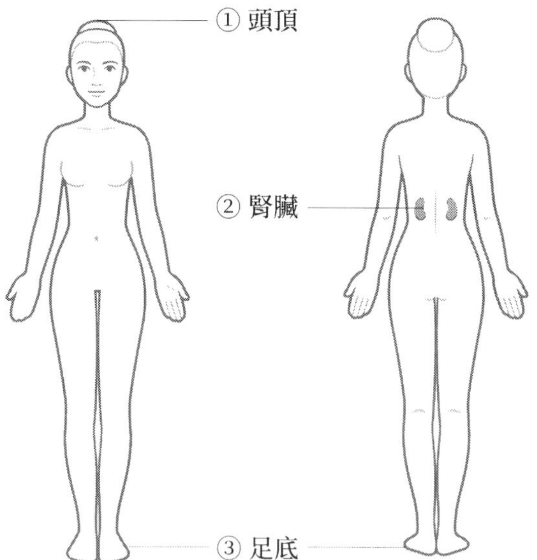
① 頭頂
② 腎臟
③ 足底

B3.11 兼症＋高血壓（肺氣虛）

(1) 頭強瀉，肺緩補後加上 Reiki box，肝強瀉，足底瀉。

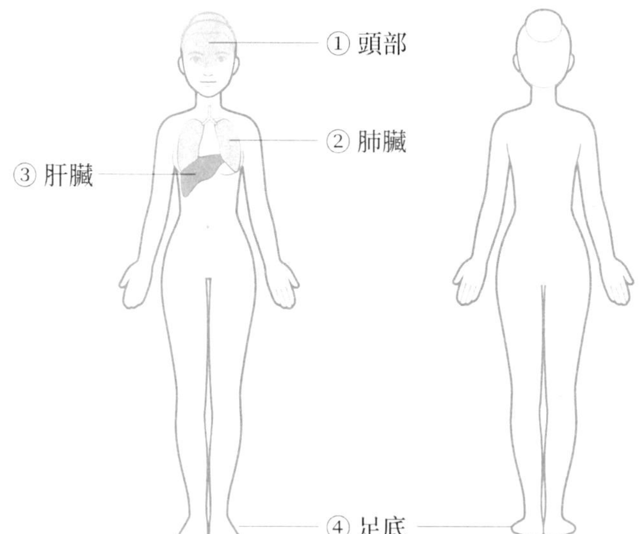
① 頭部
② 肺臟
③ 肝臟
④ 足底

Menstrual disorders
月經病的靈療計畫

A 準備

A2. 簡易醫理

月經週期的發生與體內激素濃度的高低有關。月經週期間，為了做好懷孕的準備，子宮內膜會增厚，同時會排出卵子。

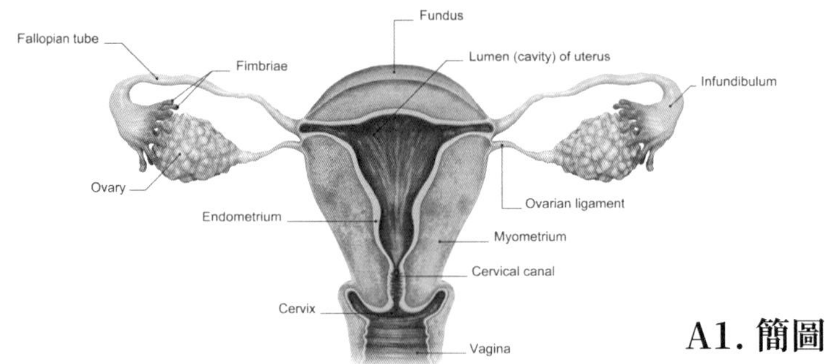
The Uterus
Fundus
Fallopian tube
Lumen (cavity) of uterus
Fimbriae
Infundibulum
Ovary
Ovarian ligament
Endometrium
Myometrium
Cervical canal
Cervix
Vagina

A1. 簡圖

卵子大約是在月經週期後的第十四天被釋出，同時間用來提供養分的子宮內膜也已經變厚，準備讓胚胎著床發育。

如果懷孕並未發生的話，子宮內膜將會崩解，形成月經。在這一個月經週期所發生的各種月經問題，都稱為月經病。

A3. 掃描與判斷

(1) 手感可掃描的位置：腦區，子宮卵巢區，肝區，腎區。
(2) 有些人可能在各相關腺體區，可掃描到異常能量團。
(3) 確定控制月經病的外因環境，以減少干擾。

B 進入主題的手位療程

B1. 療程規範的療程建議

以下療程規範的使用設計：

(1) 月經病初起時，每日三次療程，約一至三日。

(2) 月經病延長，配合就醫改善。

(3) 慢性月經病，配合醫藥，每月月經每週三次。

以上療程都在常規月經期前一週開始做。

B2. 主症的基本療癒手位規範

主症的基本規範－月經病

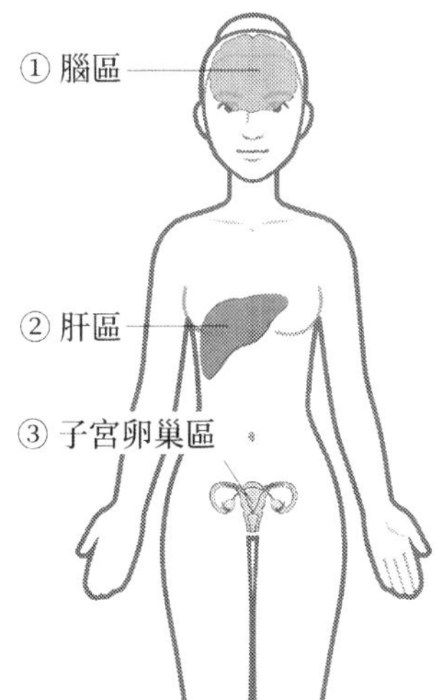
① 腦區
② 肝區
③ 子宮卵巢區

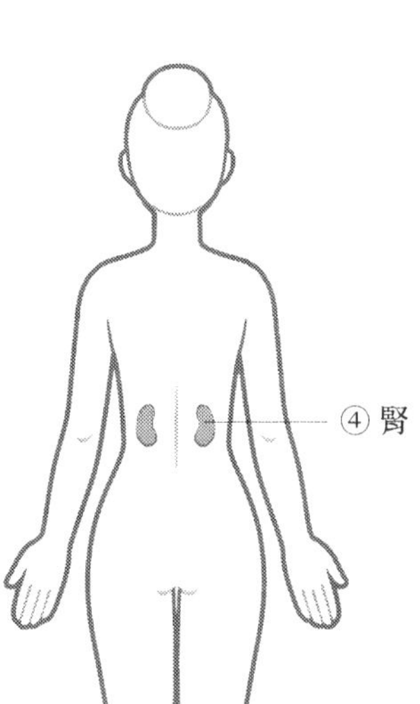
④ 腎

(1) 月經前：腦區（五分鐘）→肝區（五分鐘）→子宮卵巢區（十分鐘）→腎區（十分鐘）。浸潤。

(2) 月經期：腦區（十分鐘）→肝區（五分鐘）→子宮卵巢區（十分鐘）→腎區（五分鐘）。浸潤。

(3) 排卵期（經間期）：腦區（五分鐘）→肝區（五分鐘）→子宮卵巢區（五分鐘）→腎區（五分鐘）。

(4) 月經後：腦區（十分鐘）→肝區（五分鐘）→子宮卵巢區（五分鐘）→腎區（十分鐘）。

B3. 兼症的基本療癒手位規範

(1) 兼提早＋勞倦。
(2) 兼提早＋身熱。
(3) 兼延後＋勞倦。
(4) 兼延後＋感冒。
(5) 兼延後＋寒食。
(6) 兼不定期＋情緒。
(7) 兼不定期＋體虛。

---

(8) 兼過多＋久病過勞。
(9) 兼過多＋飲食情緒。
(10) 兼過少＋久病過勞。
(11) 兼過少＋肥食。
(12) 兼延長＋過勞。
(13) 兼延長＋情緒。

B3.1 兼症＋提早＋勞倦

(1) 強補下腹小腹區。

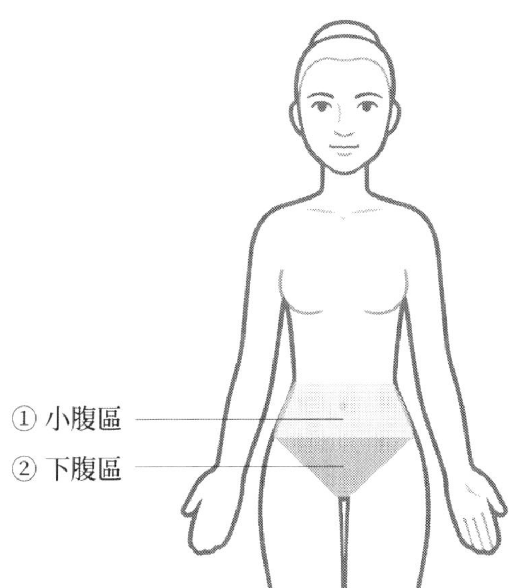
① 小腹區
② 下腹區

B3.2 兼症＋提早＋身熱

(1) 脾腎足底。依序用補法後用浸潤法。

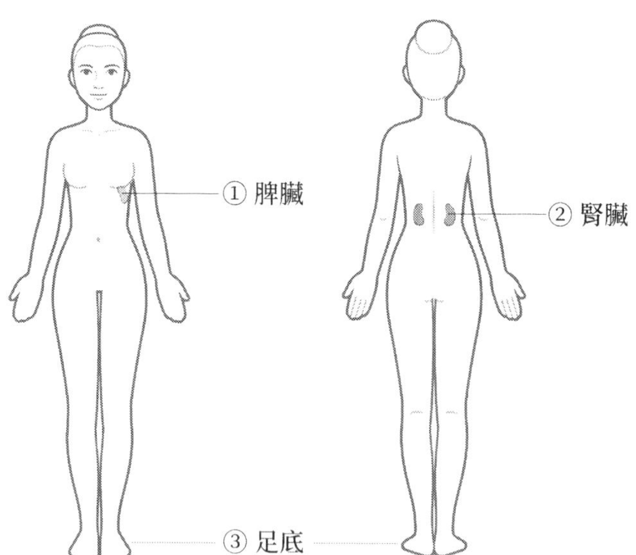
① 脾臟
② 腎臟
③ 足底

B3.3 兼症+延後+勞倦

(1) 脾+小腹溫補。

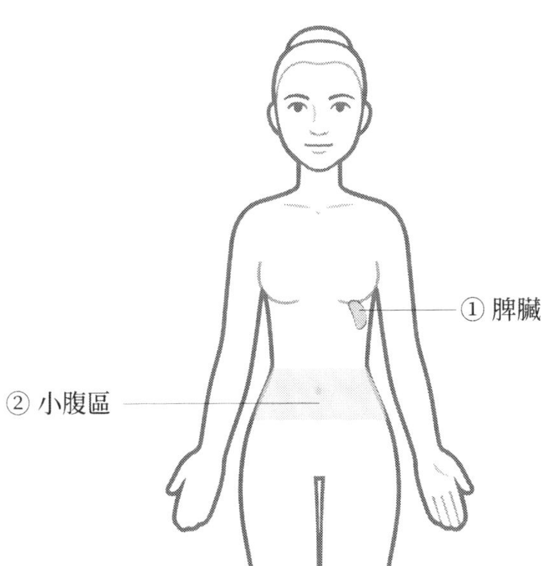
① 脾臟
② 小腹區

B3.4 兼症＋延後＋感冒

(1)由後頭到後頸，再由後頸到後背，由上往下用瀉法。

(2)再用清法重複一次。最後用平衡法。

(3)肝膽＋小腹溫補。

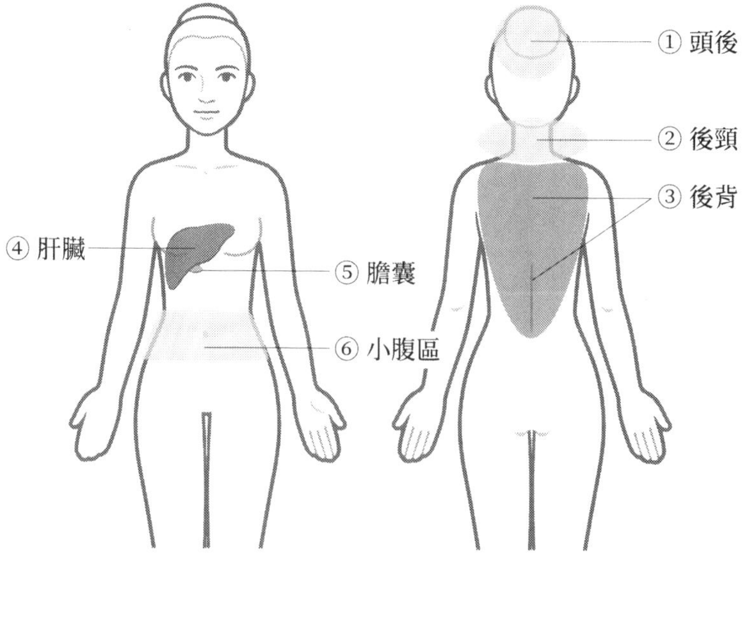

① 頭後
② 後頸
③ 後背
④ 肝臟
⑤ 膽囊
⑥ 小腹區

B3.5 兼症＋延後＋寒食

(1) 先在胃腸區用瀉寒，然後溫補＋浸潤法，保持胃腸區溫暖。

(2) 小腹溫補。

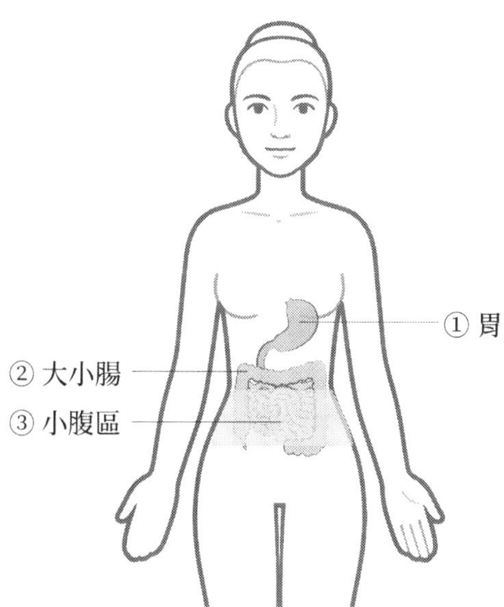
① 胃
② 大小腸
③ 小腹區

B3.6 兼症+不定期+情緒

(1) 在頭、心、胸、肺、腸等區域用補法。

(2) 在胸脅兩側與頭頂用瀉法，直到熱點消失。

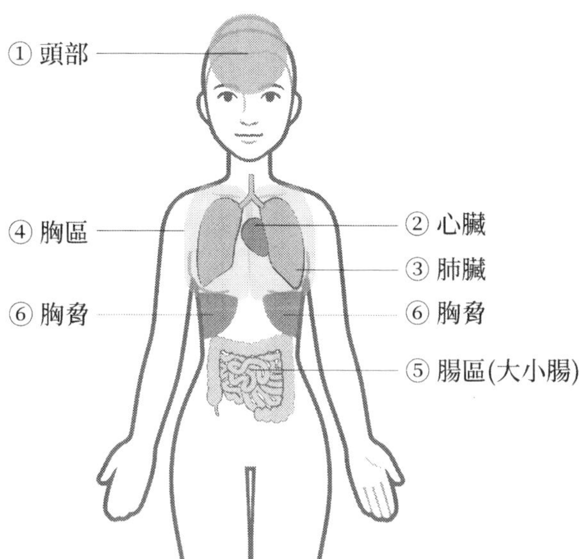
① 頭部
④ 胸區
② 心臟
③ 肺臟
⑥ 胸脅
⑥ 胸脅
⑤ 腸區(大小腸)

B3.7
兼症＋不定期＋體虛

(1) 從胃到小腸到腎依序重補能量，接著用浸潤法。

(2) 小腹＋足底溫補。

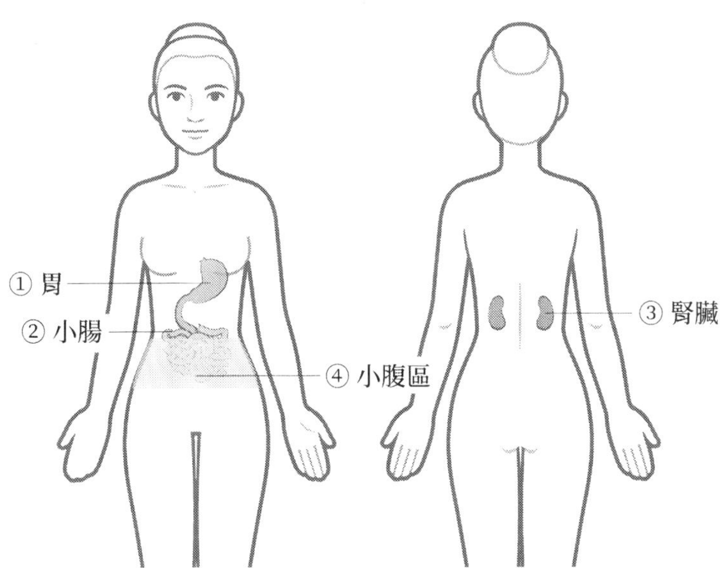
① 胃
② 小腸
③ 腎臟
④ 小腹區

B3.8 兼症＋經血過多＋久病過勞

(1) 先用補法補肝、脾、胃，然後補小腹強溫補。

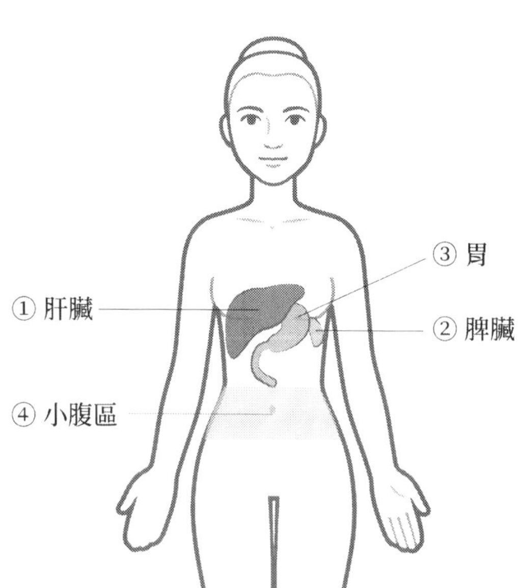
③ 胃
① 肝臟
② 脾臟
④ 小腹區

B3.9 兼症＋過多＋飲食情緒（肝鬱）

(1) 先用清法和瀉法處理頭區和肝區後，再依序用浸潤法。

(2) 溫補小腸區。

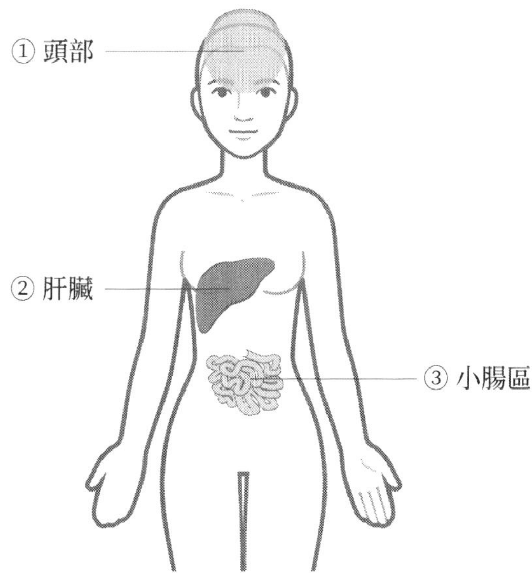
① 頭部
② 肝臟
③ 小腸區

B3.10

兼症＋過少＋久病過勞

(1) 強補小腸小腹區，在平衡後再用浸潤法。

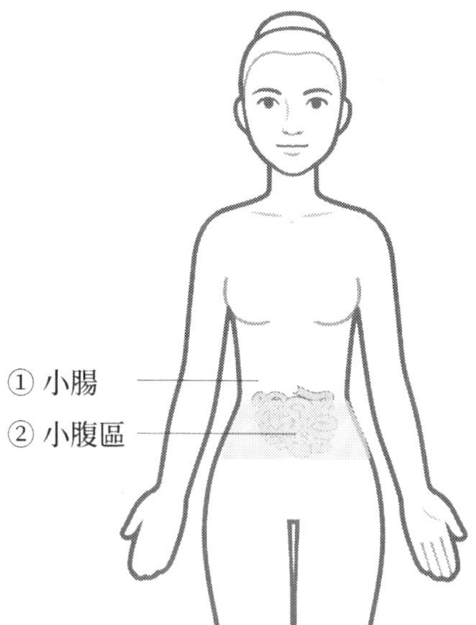
① 小腸
② 小腹區

B3.11 兼症＋過少＋肥食

(1) 脾胃用瀉法。

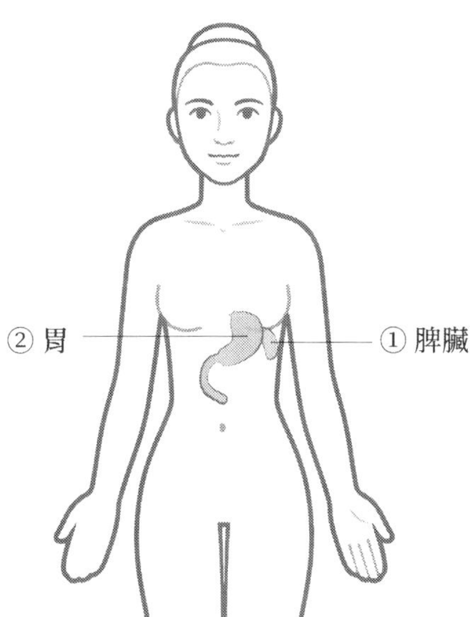
② 胃
① 脾臟

B3.12
兼症＋延長＋過勞

(1) 兩側胸脅肝膽脾，用補法＋浸潤法。

(2) 小腹強補 +Reiki box。

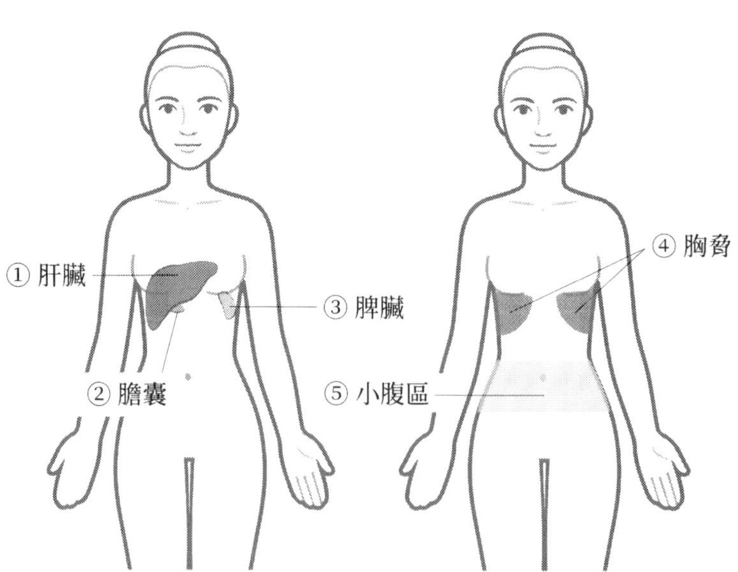
① 肝臟
② 膽囊
③ 脾臟
④ 胸脅
⑤ 小腹區

B3.13 兼症+延長+情緒

(1) 兩側胸脅先瀉再補+浸潤法。

(2) 小腸溫補。

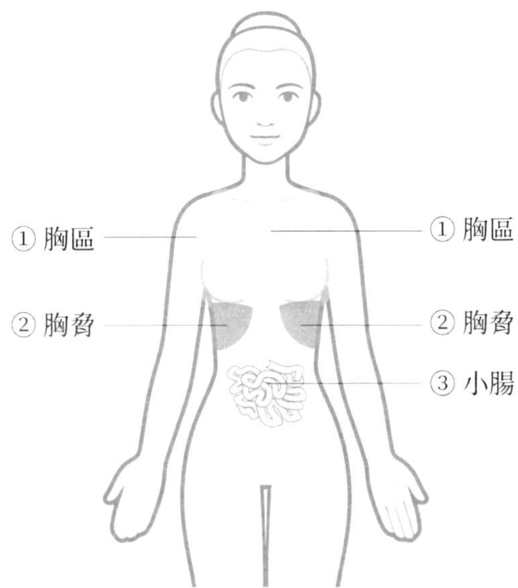

① 胸區
① 胸區
② 胸脅
② 胸脅
③ 小腸

Dysautonomia
自律神經失調的靈療計畫

A 一 準備

A2. 簡易醫理

自主神經系統由兩個子系統組成，一個是交感自主神經系統，一個是副交感自主神經系統。大部分器官同時具有來自交感和副交感系統的神經。

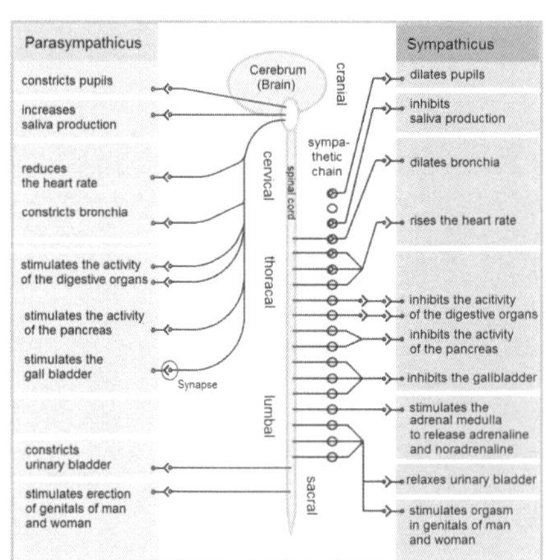
Parasympathicus
Sympathicus
Cerebrum (Brain)
cranial
cervical
thoracal
lumbal
sacral
spinal cord
sympa-thetic chain
Synapse
constricts pupils
increases saliva production
reduces the heart rate
constricts bronchia
stimulates the activity of the digestive organs
stimulates the activity of the pancreas
stimulates the gall bladder
constricts urinary bladder
stimulates erection of genitals of man and woman
dilates pupils
inhibits saliva production
dilates bronchia
rises the heart rate
inhibits the acitivity of the digestive organs
inhibits the activity of the pancreas
inhibits the gallbladder
stimulates the adrenal medulla to release adrenaline and noradrenaline
relaxes urinary bladder
stimulates orgasm in genitals of man and woman

A1. 簡圖

交感自主神經系統的作用通常是激勵器官，例如在必要時增加心率和血壓；副交感自主神經系統通常會減緩身體過程，比如降低心率和血壓。

自主神經系統是指控制人類身體那些自主行為的神經系統。這些保證人類生存的自主行為包括血壓、心率、排汗和食物消化等。

自主神經紊亂，又稱自律神經失調 Dysautonomia，就是指自主神經系統的功能異常或者障礙。

A3. 掃描與判斷

(1) 手感可掃描的位置：腦區，後頸後背，心區。

(2) 有些人可能在各相關腺體區，可掃描到異常能量團。

(3) 確定控制自律神經失衡的外因環境，以減少干擾。

B—進入主題的手位療程

B1. 療程規範的療程建議

以下療程規範的使用設計，配合呼吸進行：

(1)自律神經失調初起時，每日三次療程，約三至五日。

(2)自律神經失調中期，每日一次療程，約七至十日。

(3)自律神經失調延長，配合就醫改善。

(4)長期自律神經失調，配合醫藥，每週二至三次。

B2. 主症的基本療癒手位規範

(1)易倦者：
↓腦區（十分鐘）
↓後頸後背（十分鐘）
↓心區（十分鐘）。
↓補＋浸潤。

(2)心煩氣躁者：
↓腦區（十分鐘）
↓後頸後背（十分鐘）
↓心區（十分鐘）。
↓先瀉後補。

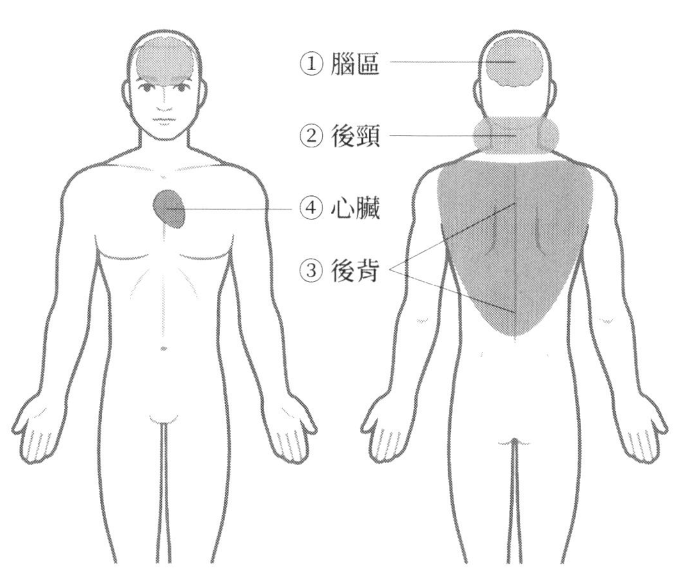
① 腦區
② 後頸
④ 心臟
③ 後背

B3. 兼症的基本療癒手位規範

(1) 兼口乾舌燥。
(2) 兼喉嚨卡卡。
(3) 兼呼吸困難。
(4) 兼心悸。
(5) 兼易冒汗。
(6) 兼手抖／四肢麻痺。
(7) 兼胃脹、打嗝、胃食道逆流。
(8) 兼腹瀉或便祕。
(9) 兼焦慮失眠。
(10) 兼頻尿。

B3.1 兼症 + 口乾舌燥

(1) 肝膽區瀉。多飲水。

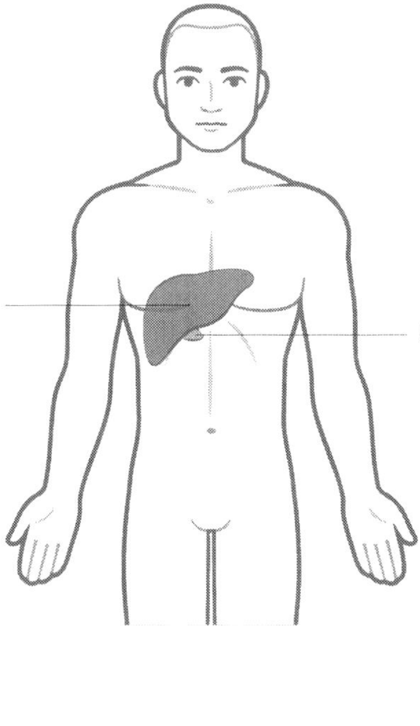

① 肝臟

② 膽囊

B3.2 兼症+喉嚨卡卡

(1) 心，肺，脾和小腸。依序用瀉後用浸潤法。

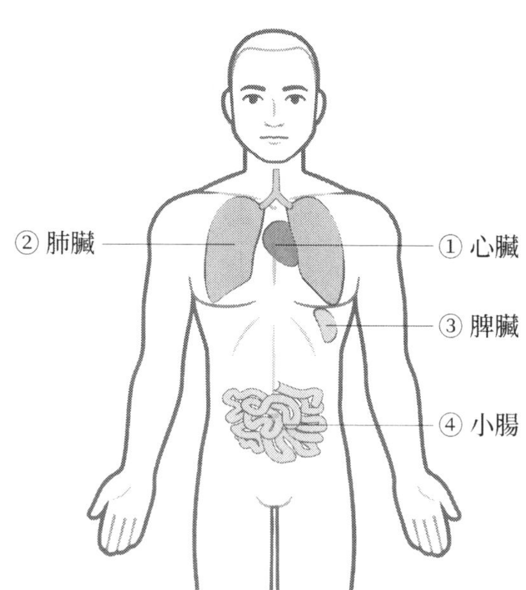
② 肺臟
① 心臟
③ 脾臟
④ 小腸

B3.3 兼症＋呼吸困難

(1) 肺腎區補法＋浸潤法＋Reiki Box。

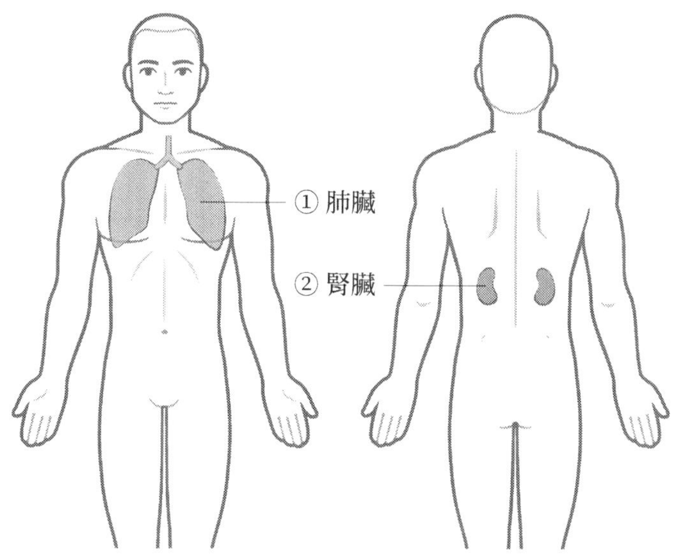
① 肺臟
② 腎臟

B3.4 兼症＋心悸

(1) 心肺區補法＋強浸潤。

(2) 腦區輕瀉。

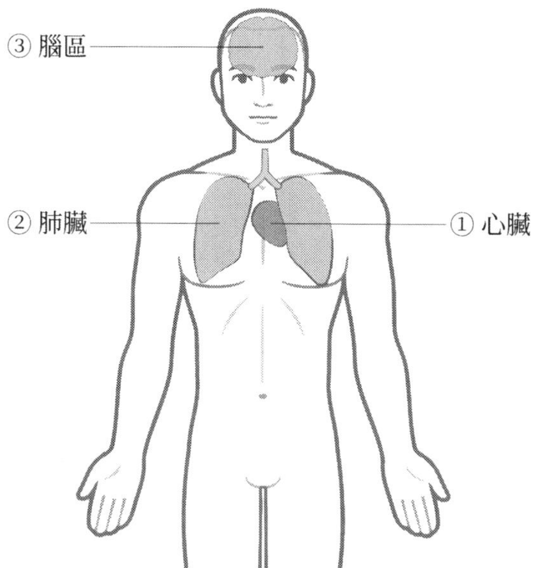
③ 腦區
② 肺臟
① 心臟

B3.5 兼症＋易冒汗

(1)心，肺，小腸區補法＋強浸潤。

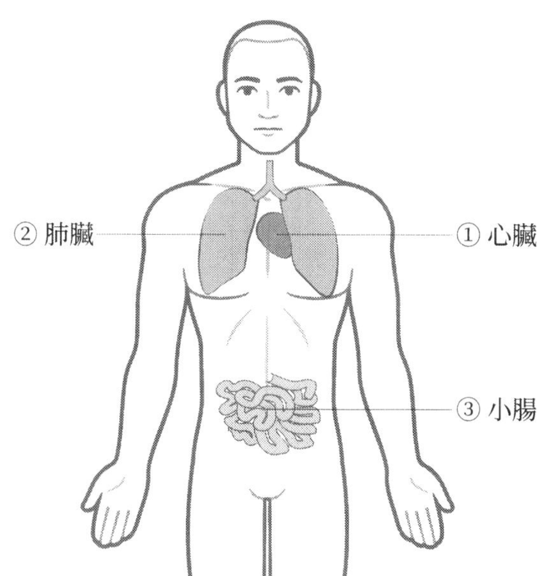
② 肺臟
① 心臟
③ 小腸

B3.6 兼症+手麻抖／四肢麻痺

(1) 先檢查頸椎。

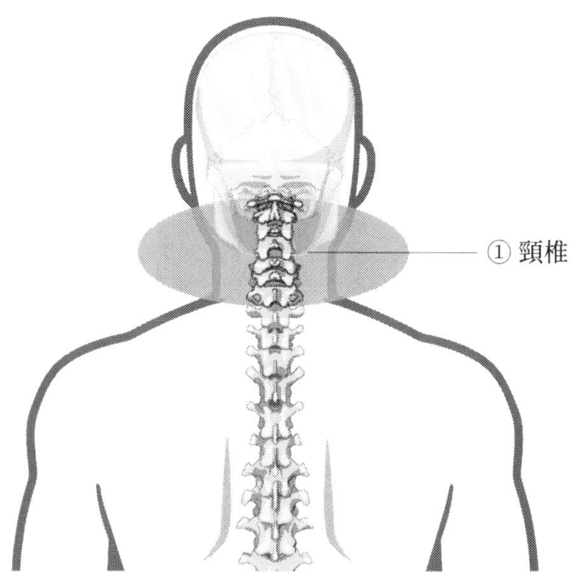
① 頸椎

B3.7 兼症+胃脹、打嗝、胃食道逆流

(1) 先補賁門到胃重瀉能量。

(2) 胃小腸大腸，依序補法。

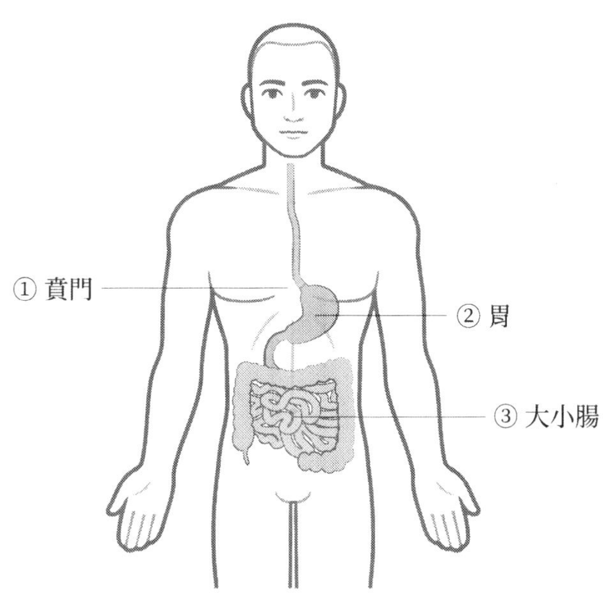
① 賁門
② 胃
③ 大小腸

B3.8 兼症＋腹瀉或便祕

(1) 腹瀉：脾大腸區強補法。

(2) 便祕：肺大腸溫補。

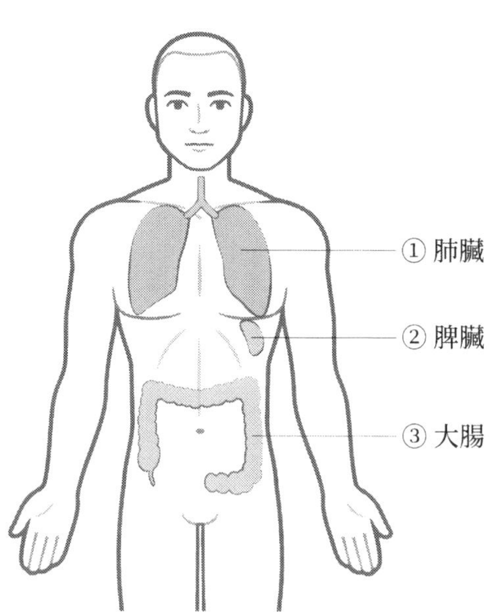
① 肺臟
② 脾臟
③ 大腸

B3.9 兼症＋焦慮失眠

(1) 頭心小腸區溫補，然後依序用浸潤法。

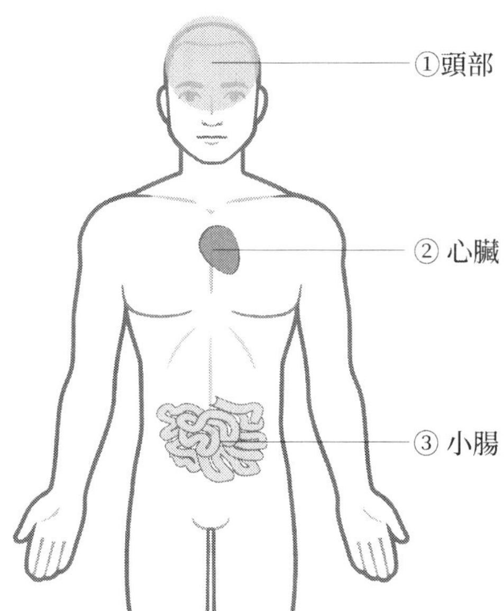
①頭部
② 心臟
③ 小腸

B3.10 兼症+頻尿

(1)頭區腎區+足底用補法+浸潤法。

(2)膀胱用溫補+平衡法。

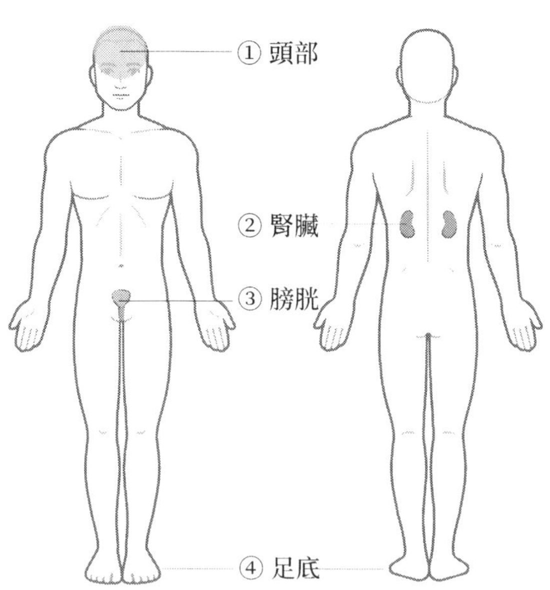

① 頭部
② 腎臟
③ 膀胱
④ 足底

Excessive weating
多汗的靈療計畫

A 一 準備

A2. 簡易醫理

多汗的原因有正常與異常兩類。正常的汗多可能因為溫熱環境，運動，勞動，精神心理或飲食刺激而造成的正常生理汗

Visual scale for the quantification of hyperhidrosis

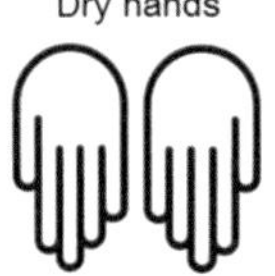
Dry hands

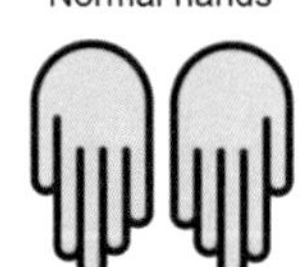
Normal hands

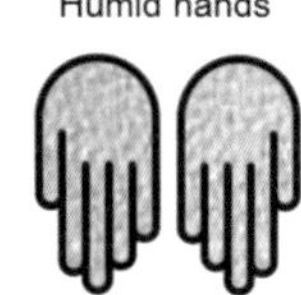
Humid hands

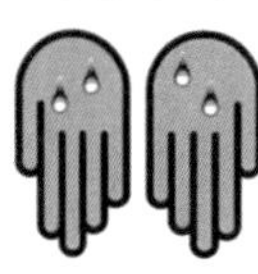
Wet hands

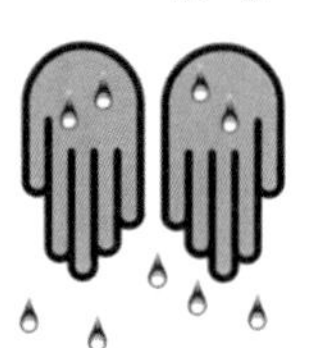
Soaked and dripping hands

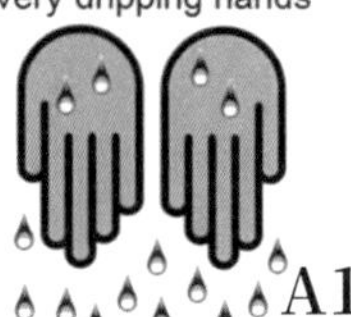
Soaked and
very dripping hands

A1. 簡圖

多。病理性的汗多可能由甲狀腺機能亢進，糖尿病等病造成多汗現象。

A3. 掃描與判斷

(1) 手感可掃描的位置：腦區，心區，肝區。

(2) 有些人可能在各相關腺體區，可掃描到異常能量團。

(3) 確定控制多汗的外因環境，以減少干擾。

B 進入主題的手位療程

B1. 療程規範的療程建議

以下療程規範的使用設計：

(1) 多汗初起時，每日三次療程，約五日。

(2) 多汗中期，每日一次療程，約十日。

(3) 多汗延長，配合就醫改善。

B2. 主症的基本療癒手位規範

(1) 稍動則汗多：
肺↓脾↓腎用溫補法。

(2) 入睡則汗多：
肺↓脾↓腎配合飲水，
用瀉法↓浸潤法。

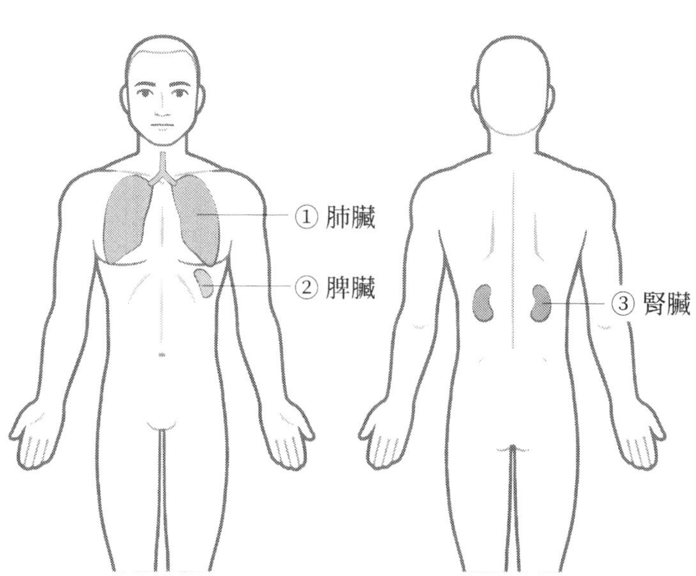
① 肺臟
② 脾臟
③ 腎臟

B3. 兼症的基本療癒手位規範

(1) 兼虛弱。
(2) 兼食慾不振。
(3) 兼虛胖者風水。
(4) 兼前額汗。
(5) 兼動則自汗。
(6) 兼手足汗。
(7) 兼夜熱汗。
(8) 兼上半身汗。
(9) 兼下半身汗。

B3.1 兼症＋虛弱

(1) 心肺脾小腸小腹強補。

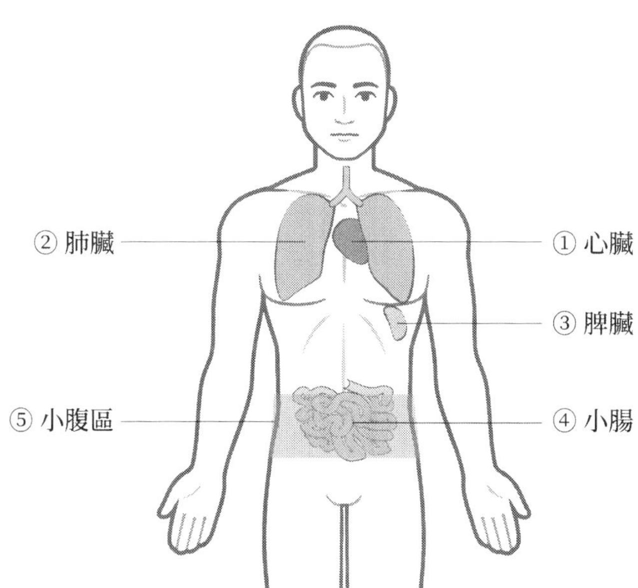
② 肺臟
① 心臟
③ 脾臟
⑤ 小腹區
④ 小腸

B3.2 兼症+食慾不振

(1) 胃脾和小腸。依序用補法後用浸潤法。

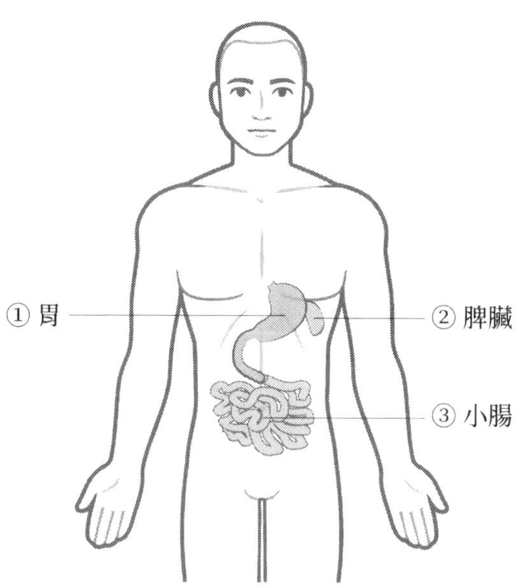
① 胃
② 脾臟
③ 小腸

B3.3 兼症＋虛胖者風水

(1) 肺脾強補加浸潤法。

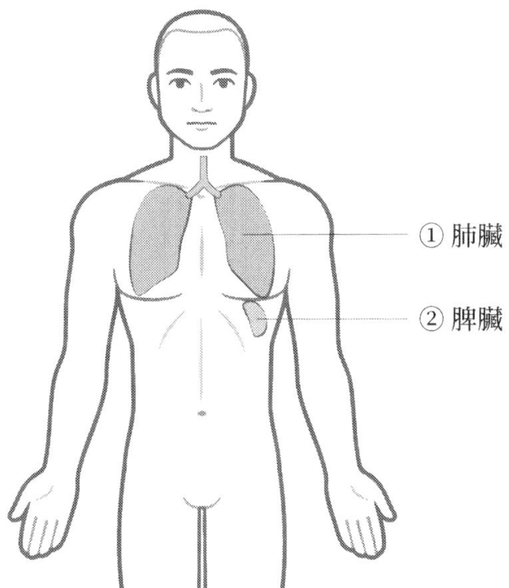
① 肺臟
② 脾臟

B3.4 兼症＋前額汗

(1) 胃強瀉法。

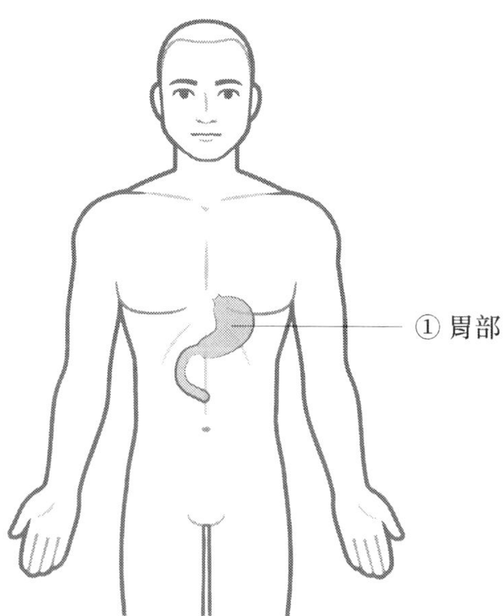
① 胃部

B3.5 兼症＋動則自汗

(1) 脾腎＋小腹強補法。

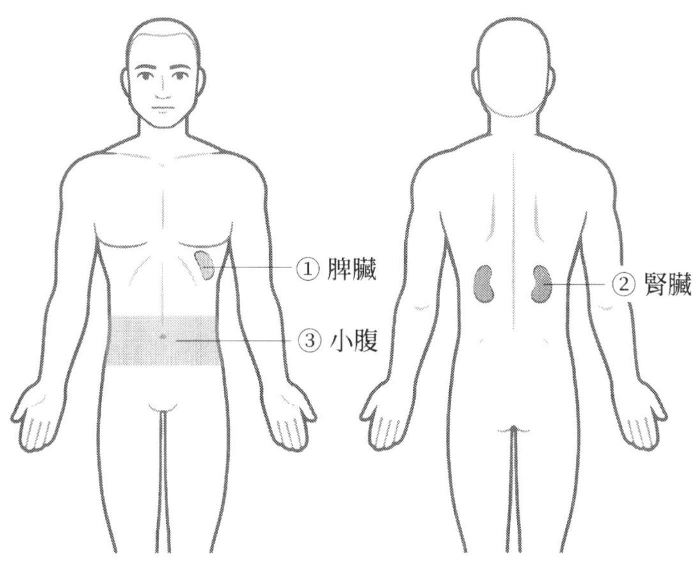
① 脾臟
③ 小腹
② 腎臟

B3.6 兼症＋手足汗

(1) 脾腎補法，脾為主。

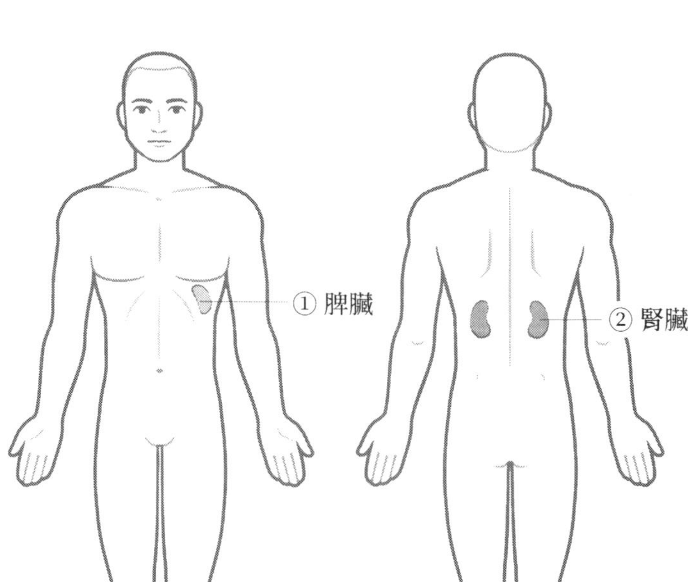
① 脾臟
② 腎臟

B3.7 兼症＋夜熱汗

(1) 脾腎＋足心補法。

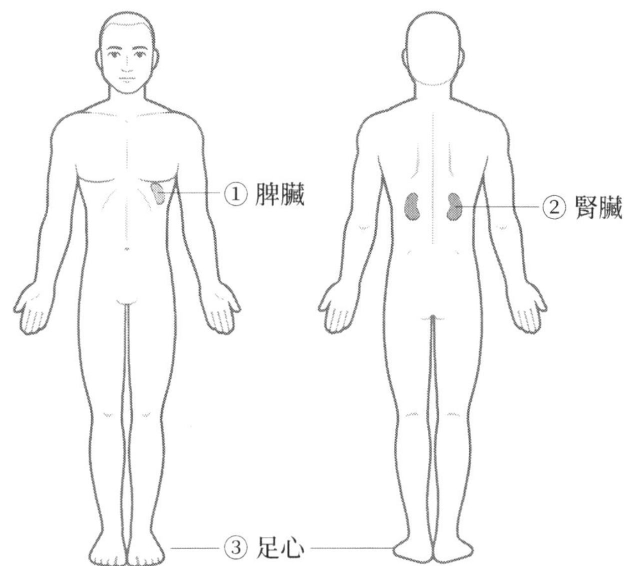
① 脾臟
② 腎臟
③ 足心

B3.8 兼症＋上半身汗

(1) 脾腎補法，腎為主。

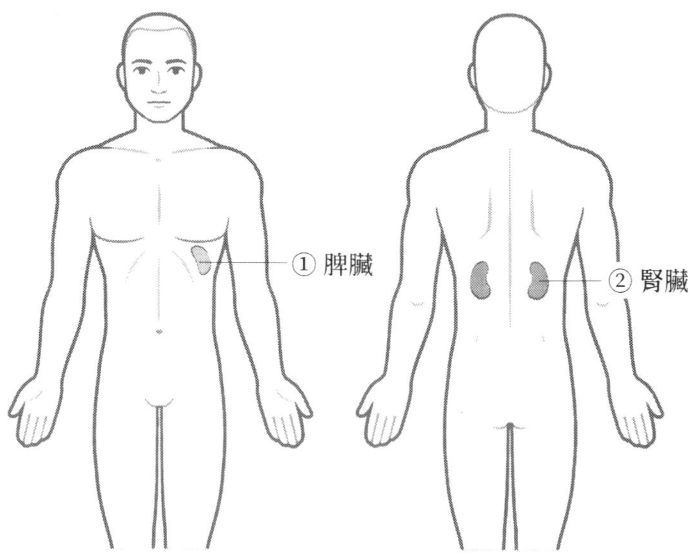
① 脾臟
② 腎臟

B3.9 兼症＋下半身汗

(1) 脾腎清補法，腎＋足底為主。

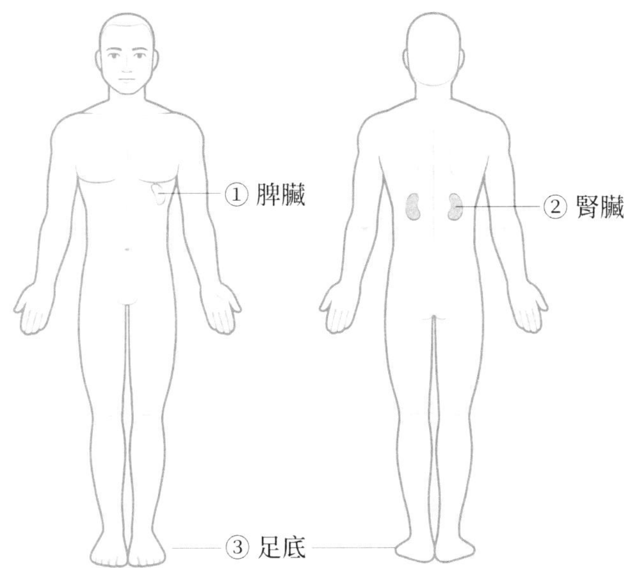
① 脾臟
② 腎臟
③ 足底

體重管理的靈療計畫

Weight Control

A — 準備

A2. 簡易醫理

肥胖因素大致分為：遺傳，異常褐色脂肪組織，神經精神，高胰島素血症，進食過多活動過少，荷爾蒙異常等等。在本

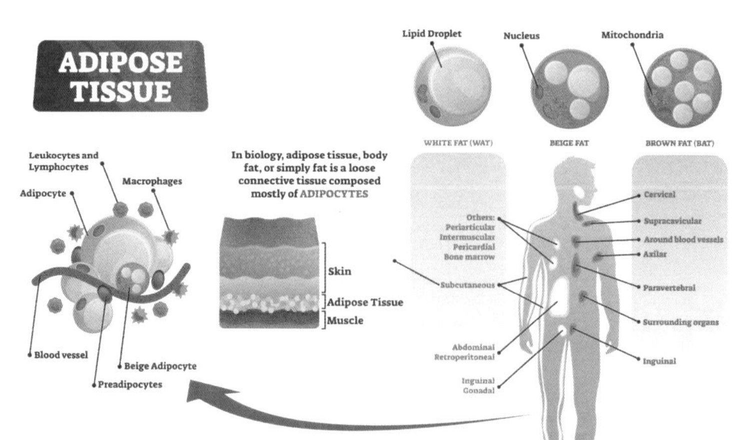
ADIPOSE TISSUE
Leukocytes and Lymphocytes
Macrophages
Adipocyte
Blood vessel
Beige Adipocyte
Preadipocytes
In biology, adipose tissue, body fat, or simply fat is a loose connective tissue composed mostly of ADIPOCYTES
Skin
Adipose Tissue
Muscle
Lipid Droplet
Nucleus
Mitochondria
WHITE FAT (WAT)
BEIGE FAT
BROWN FAT (BAT)
Others:
Periarticular
Intermuscular
Pericardial
Bone marrow
Subcutaneous
Abdominal
Retroperitoneal
Inguinal
Gonadal
Cervical
Supracavicular
Around blood vessels
Axilar
Paravertebral
Surrounding organs
Inguinal

A1. 簡圖

書中此系列以單純性超重為主，另一類繼發性肥胖如下丘腦垂體，胰島素或甲狀腺機能低下等病則不在此應用。靈療一級在做單純性肥胖的範圍包括：年老體衰，飲食不節，缺乏運動，體質因素等等。

A3. 掃描與判斷

(1) 手感可掃描的位置：腦心肺肝脾胃腎。

(2) 有些人可能在各相關腺體區，可掃描到異常能量團。

(3) 確定控制體重的外因環境，以減少干擾。

B 進入主題的手位療程

B1. 療程規範的療程建議

以下療程規範的使用設計：

(1) 療程初期，每日二至三次療程，約十日。

(2) 療程中期，每日一次療程，約二十日。

(3) 肥胖延長，配合就醫諮商改善。

B2. 主症的基本療癒手位規範

(1) 先確定是實證，還是虛證失眠。

(2) 如果是實證，用瀉法。反之用溫補。

腦↓肝膽胃脾↓腎。

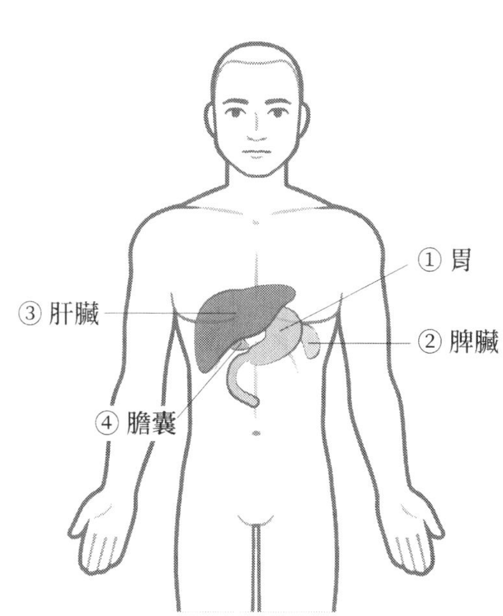
① 胃
③ 肝臟
② 脾臟
④ 膽囊

B3. 兼症的基本療癒手位規範

(1) 兼壓力。
(2) 兼多食易饑。
(3) 兼腹易脹滿。
(4) 兼喜肥食或酒。
(5) 兼身重易倦。
(6) 兼小便少不渴。
(7) 兼易倦肢腫。
(8) 兼夜尿。
(9) 兼肢面水腫。
(10) 大便黏軟。
(11) 怕冷自汗。

B3.1 兼症+壓力

(1) 頭↓心↓腎↓大小腸。

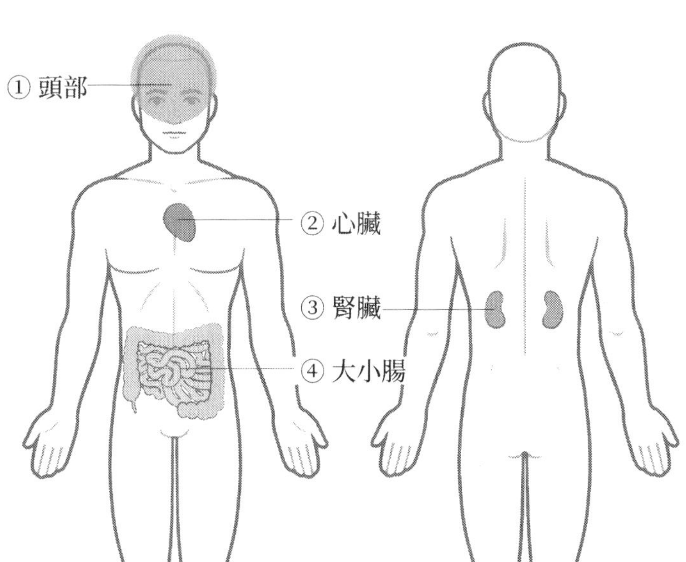
① 頭部
② 心臟
③ 腎臟
④ 大小腸

B3.2 兼症＋多食易饑

(1) 胃瀉和脾補，肝膽平衡。

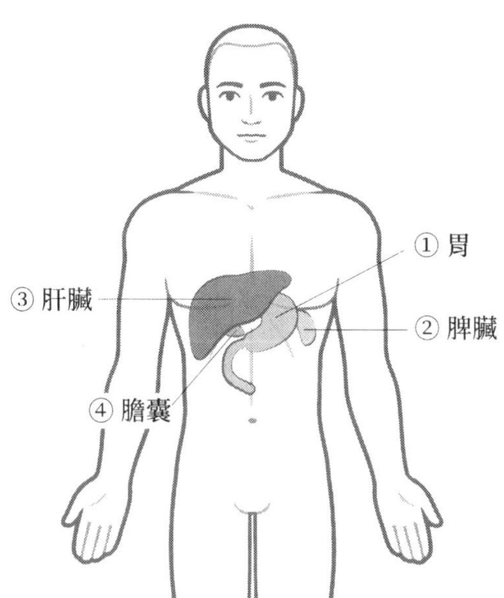
① 胃
③ 肝臟
② 脾臟
④ 膽囊

B3.3 兼症＋腹易脹滿

(1) 胃瀉，脾瀉後加強平衡。

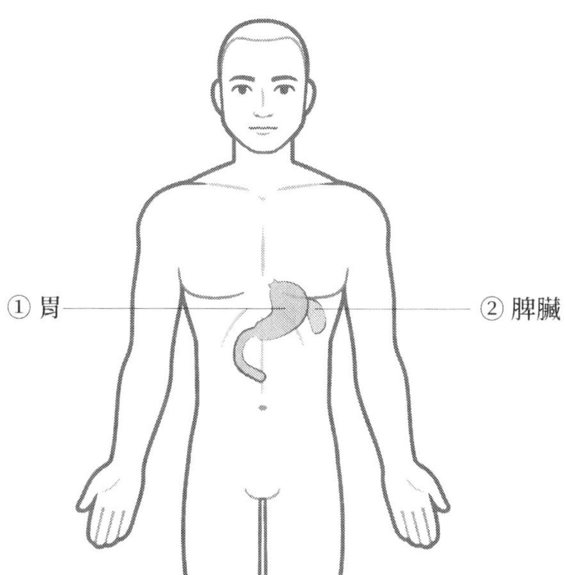
① 胃
② 脾臟

B3.4 兼症＋喜肥食或酒

(1) 胃瀉，脾瀉，肝膽腸瀉。

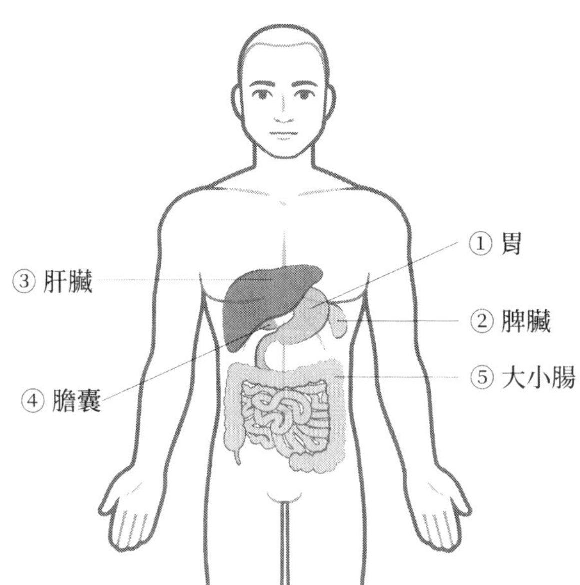
① 胃
③ 肝臟
② 脾臟
⑤ 大小腸
④ 膽囊

B3.5 兼症＋身重易倦

(1) 脾瀉，肝膽腸瀉，腎胱補。

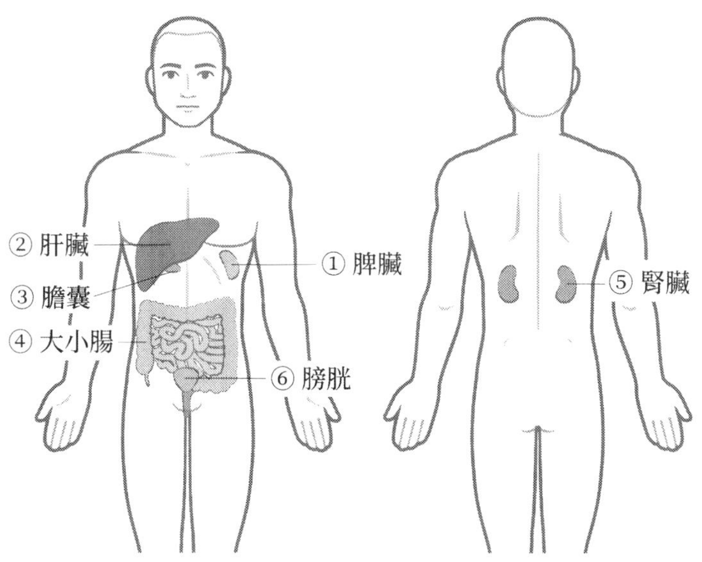

② 肝臟
③ 膽囊
④ 大小腸
① 脾臟
⑥ 膀胱
⑤ 腎臟

B3.6 兼症＋小便少不渴

(1) 脾瀉，腎胱補。

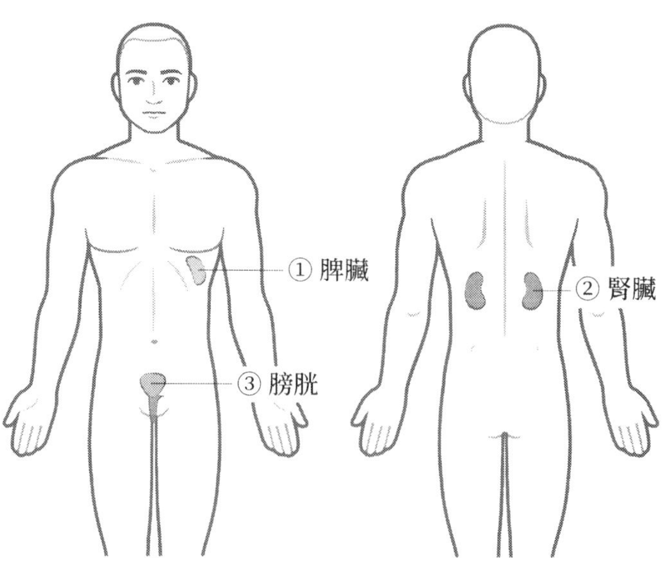
① 脾臟
② 腎臟
③ 膀胱

B3.7 兼症+易倦肢腫

(1) 強補脾胃小腸。

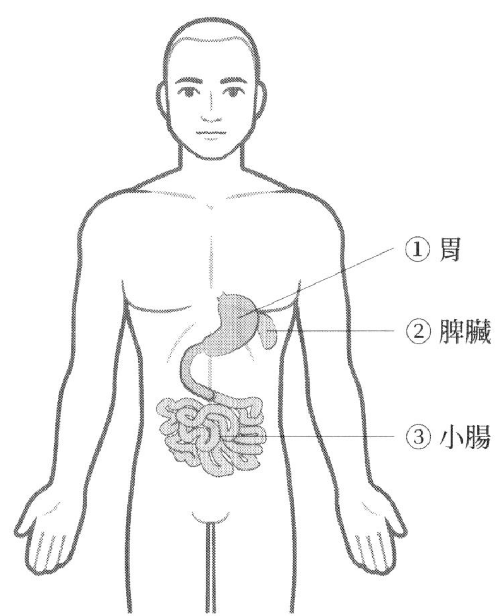
① 胃
② 脾臟
③ 小腸

B3.8 兼症＋夜尿

(1)補頭腎＋足底。

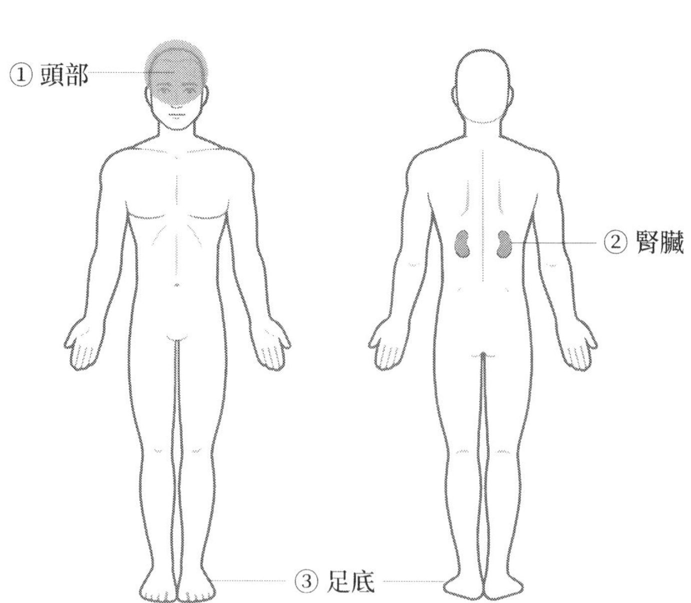
① 頭部
② 腎臟
③ 足底

B3.9 兼症＋肢面水腫

(1) 補頭脾腎＋足底。

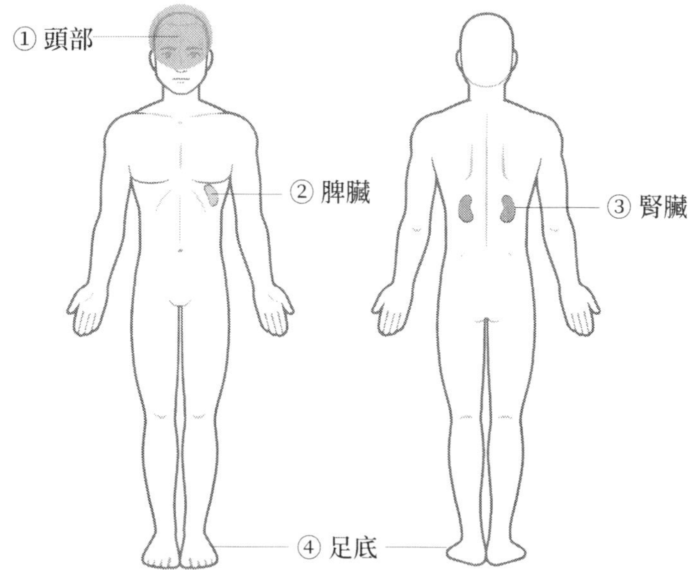
① 頭部
② 脾臟
③ 腎臟
④ 足底

B3.10 兼症＋大便黏軟

(1) 補頭脾腎＋足底。

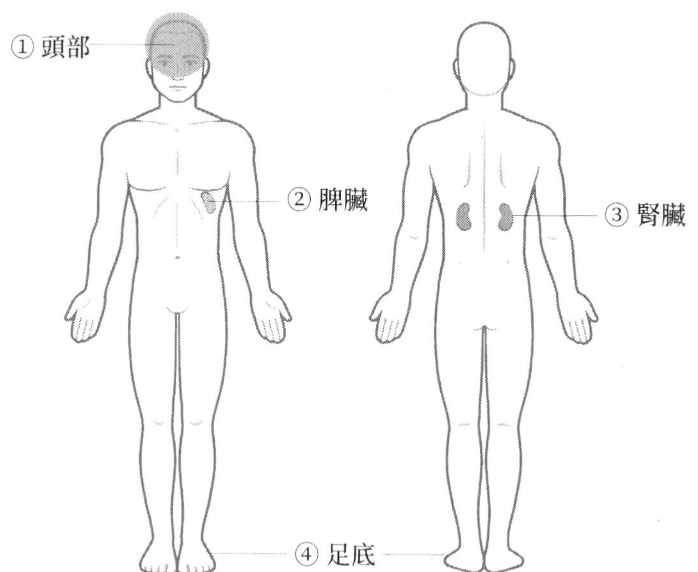
① 頭部
② 脾臟
③ 腎臟
④ 足底

B3.11 兼症＋怕冷自汗

(1) 補頭脾腎＋足底。

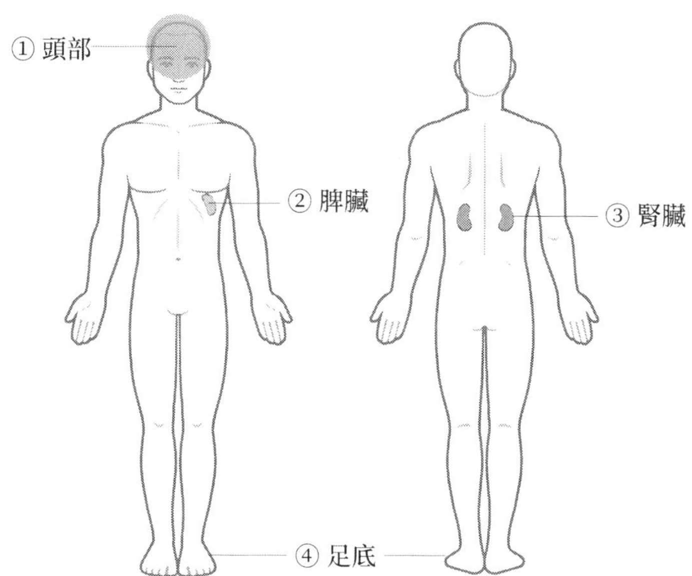
① 頭部
② 脾臟
③ 腎臟
④ 足底

國家圖書館出版品預行編目資料

Nexte™ 靈氣療法一級手位書：百年來最好用的一百個手位療程／蘇菲亞 Sophia 著. --初版.--臺中市：白象文化事業有限公司，2022.10
面； 公分
ISBN 978-626-7056-95-0（平裝）
1.心靈療法 2.靈修
418.98 110021020

Nexte™ 靈氣療法一級手位書：百年來最好用的一百個手位療程

作　　者　蘇菲亞Sophia
校　　對　蘇菲亞Sophia
內頁編排　蘇菲亞國際身心靈研究所
發 行 人　張輝潭
出版發行　白象文化事業有限公司
412台中市大里區科技路1號8樓之2（台中軟體園區）
出版專線：（04）2496-5995　傳真：（04）2496-9901
401台中市東區和平街228巷44號（經銷部）
購書專線：（04）2220-8589　傳真：（04）2220-8505
專案主編　黃麗穎
出版編印　林榮威、陳逸儒、黃麗穎、水邊、陳媁婷、李婕、林金郎
設計創意　張禮南、何佳諠
經紀企劃　張輝潭、徐錦淳、林尉儒
經銷推廣　李莉吟、莊博亞、劉育姍、林政泓
行銷宣傳　黃姿虹、沈若瑜
營運管理　曾千熏、羅禎琳
印　　刷　百通科技股份有限公司
初版一刷　2022 年 10 月
初版二刷　2023 年 7 月
初版三刷　2023 年 10 月
初版四刷　2024 年 5 月
定　　價　350 元

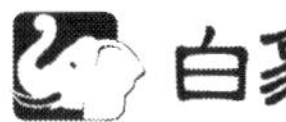

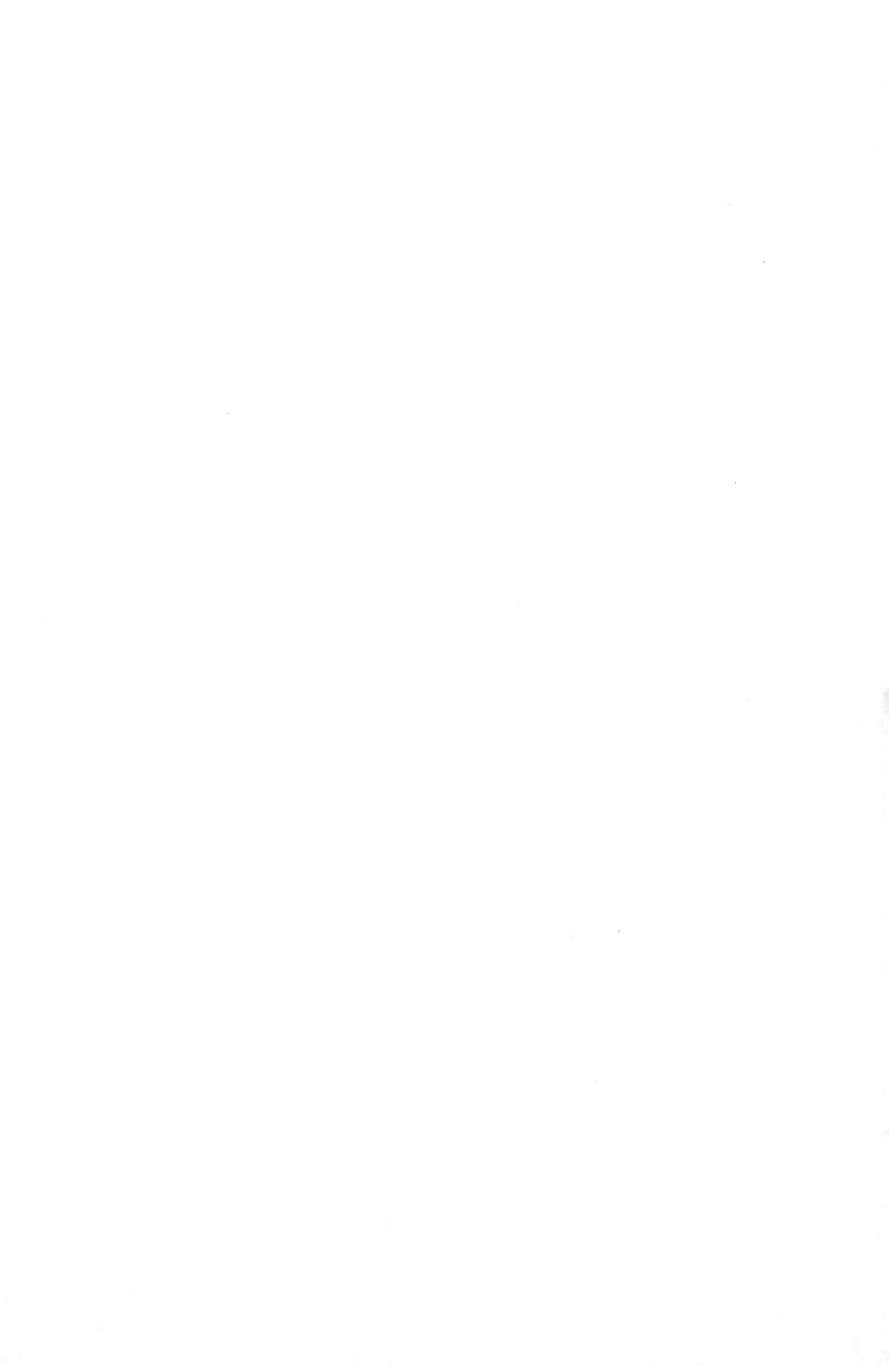